中药学综合知识与技能

临考冲刺模拟试卷（一）

一、最佳选择题（每题1分，共40题，共40分）下列每小题的四个选项中，只有一项是最符合题意的正确答案，多选、错选或不选均不得分。

1. 中医学认为人体构成一个统一整体是通过下列何者联系的（　　）
   A. 奇恒之腑　　　　　　　　B. 五脏
   C. 六腑　　　　　　　　　　D. 经络
   E. 以上均不是

2. 根据阴阳理论，下列属阳的是（　　）
   A. 滋润　　　　　　　　　　B. 兴奋
   C. 抑制　　　　　　　　　　D. 凝聚
   E. 收敛

3. 足太阳膀胱经上接（　　）
   A. 手少阴心经　　　　　　　B. 手太阳小肠经
   C. 足少阴肾经　　　　　　　D. 手厥阴心包经
   E. 足少阳胆经

4. 嗳气常见于（　　）
   A. 气郁　　　　　　　　　　B. 气逆
   C. 气陷　　　　　　　　　　D. 气闭
   E. 气脱

5. 在《药品经营质量管理规定》《药品生产质量管理规范（2010年修订）》及《医院中药饮片管理规范》中要求中药的贮藏湿度为（　　）
   A. 25%～65%　　　　　　　B. 35%～75%
   C. 45%～85%　　　　　　　D. 25%～55%
   E. 35%～65%

6. 处方炒三仙、焦三仙中，"三仙"的组成是（　　）
   A. 山楂、麦芽、神曲　　　　B. 山楂、稻芽、神曲
   C. 槟榔、麦芽、神曲　　　　D. 麦芽、稻芽、谷芽
   E. 仙茅、仙灵脾、仙鹤草

7. 血清淀粉酶（AMY）活性增高常见于（　　）
   A. 急性胃肠炎　　　　　　　B. 病毒性肝炎
   C. 慢性胆囊炎　　　　　　　D. 急性胰腺炎
   E. 病毒性心肌炎

8. 先煎的饮片应经武火煮沸后文火再煮多长时间才能与其他药物合并煎煮( )
   A. 5~10 分钟 　　　　　　　　　B. 10~20 分钟
   C. 15~25 分钟 　　　　　　　　　D. 20~30 分钟
   E. 30~40 分钟

9. 维医学认为药物的药性分为( )
   A. 热、湿、冷、干 　　　　　　　B. 热、温、寒、干
   C. 热、湿、凉、干 　　　　　　　D. 热、温、凉、干
   E. 热、湿、寒、干

10. 研究表明,香连丸与广谱抗菌增效剂甲氧苄啶联用后,其抗菌活性增强( )
    A. 10 倍 　　　　　　　　　　　B. 12 倍
    C. 14 倍 　　　　　　　　　　　D. 16 倍
    E. 18 倍

11. 某男,62 岁,患胸痹 5 年,胸痛胸闷,胸肋胀满,唇舌紫黯,脉涩。其证当属于( )
    A. 寒凝心脉 　　　　　　　　　　B. 痰瘀痹阻
    C. 气虚血瘀 　　　　　　　　　　D. 心肾阳虚
    E. 气滞血瘀

12. 在药物不良反应监测中占有极其重要地位的监测方法是( )
    A. 集中监测系统 　　　　　　　　B. 重点医院监测
    C. 自愿呈报系统 　　　　　　　　D. 记录应用
    E. 记录联结

13. 某女,22 岁。身体偏寒,喜静,少动,其体质类型应辨为( )
    A. 偏阳质 　　　　　　　　　　　B. 气虚质
    C. 偏阴质 　　　　　　　　　　　D. 痰湿质
    E. 瘀血质

14. 不易感受外邪,平时很少生病的体质为( )
    A. 阴虚质 　　　　　　　　　　　B. 偏阴质
    C. 阳虚质 　　　　　　　　　　　D. 偏阳质
    E. 阴阳平和质

15. 治消化性溃疡时,制酸剂可与何方同用( )
    A. 人参汤 　　　　　　　　　　　B. 六君子汤
    C. 小青龙汤 　　　　　　　　　　D. 小柴胡汤
    E. 半夏泻心汤

16. 某女,31 岁。每年春天皮肤起风团,色鲜红,灼热剧痒,症状加重时伴有发热,恶寒,咽喉疼痛不适,舌红,苔薄黄,脉浮数。宜选用的方剂是( )
    A. 香薷饮加减 　　　　　　　　　B. 防风汤加减
    C. 杏苏散加减 　　　　　　　　　D. 消风散加减
    E. 银翘散加减

17. 按十二经脉气血流注次序,足厥阴肝经的气血将流入(   )
    A. 足阳明胃经   B. 手太阴肺经
    C. 手阳明大肠经   D. 手厥阴心包经
    E. 足少阳胆经

18. 以下对于饮片的贮藏要求错误的是(   )
    A. 薄荷,贮藏时室温不可太高,应置阴凉、干燥处贮存
    B. 山药,应贮于通风、干燥处
    C. 莱菔子,应密闭贮藏于缸、罐中
    D. 芒硝,应贮藏于密封的缸、罐中,并置于凉爽处贮存
    E. 天冬,应贮于密封容器内,置通风干燥处

19. 具有喜燥而恶湿特点的脏腑是(   )
    A. 肝   B. 脾
    C. 心   D. 肺
    E. 肾

20. 可参考胸痹辨证论治的西医疾病是(   )
    A. 高血压   B. 支气管炎
    C. 冠心病   D. 支气管扩张症
    E. 病毒性肺炎

21. 患者今日烦渴引饮,消谷善饥,小便频数而多,尿浑而黄,形体消瘦,舌红,苔薄黄,脉滑数,应诊为(   )
    A. 阴阳两虚   B. 阴虚燥热
    C. 肾阴亏虚   D. 脾胃气虚
    E. 肾阳衰惫

22. 根据蒙医学传统用药的"服药十则",补养药的服用时间是(   )
    A. 食前服   B. 食间服
    C. 睡前服   D. 空腹服
    E. 夹食服

23. 婴幼儿脏腑娇嫩,形体未充。下列关于婴幼儿用药原则的表述,错误的是(   )
    A. 用量宜轻   B. 宜佐滋补之品
    C. 宜用轻清之品   D. 宜佐凉肝定惊之品
    E. 宜佐健脾和胃之品

24. 先便后血,其色黑褐的是(   )
    A. 肠中湿热   B. 寒湿下血
    C. 远血   D. 近血
    E. 以上均不是

25. 中药应用中,不能装于一斗或上下药斗中的是(   )
    A. 人参与石脂   B. 官桂与五灵脂
    C. 三棱与郁金   D. 肉桂与石脂

E. 官桂与丁香

26. 因含有雄黄,过量服用可致肝肾功能损害的中成药是(   )
    A. 牛黄上清丸   B. 牛黄降压丸
    C. 牛黄解毒片   D. 冠心苏合丸
    E. 桂枝茯苓丸

27. 马钱子类中药一次服用即可致死的剂量为(   )
    A. 0.2mg   B. 0.5~1.0mg
    C. 2~4mg   D. 10~20mg
    E. 30mg

28. 人体生命活动的最基本物质是(   )
    A. 津液   B. 气
    C. 神   D. 精
    E. 血

29. 药师参与全程化药学服务的重要环节是(   )
    A. 调配处方   B. 健康教育
    C. 评价药物利用   D. 开展药物咨询
    E. 药学信息服务

30. 中药养护中吸湿防潮法可采用的干燥剂是(   )
    A. 干冰   B. 生石灰
    C. 熟石灰   D. 氯化钠
    E. 氢氧化钠

31. 由宋代官府颁行的我国第一部成药典是(   )
    A.《神农本草经》   B.《本草纲目》
    C.《太平圣惠方》   D.《千金翼方》
    E.《太平惠民和剂局方》

32. 维医学中,骆驼蓬子的药性为(   )
    A. 一级干,二级热   B. 二级干,三级热
    C. 三级干,四级热   D. 一级干,三级热
    E. 二级干,四级热

33. 处方调剂复核时,应予以纠正的错误是(   )
    A. 生牡蛎单包先煎   B. 苦杏仁未捣碎
    C. 薄荷单包后下   D. 三七粉单包冲服
    E. 阿胶单包烊化

34. 指定的中药饮片经营门市部应凭盖有乡镇卫生院以上医疗单位公章的医生处方零售罂粟壳,该处方要保存(   )年备查。
    A. 一   B. 三
    C. 五   D. 七
    E. 十

35. 罂粟壳中毒的典型症状是（　　）
    A. 瞳孔极度缩小   B. 精神亢奋
    C. 呼吸紧促   D. 血压升高
    E. 心跳加速

36. "反治"又可称为"从治"，"从"指的是（　　）
    A. 顺从病势   B. 顺从病位
    C. 顺从假象   D. 四肢逆冷
    E. 顺从病证性质

37. 某男，30岁。发热喜凉，面红目赤，伴有口臭，牙龈肿痛，大便干燥，小便短赤，舌红，苔黄，脉数。中医辨证是（　　）
    A. 实热   B. 虚热
    C. 虚实错杂   D. 实寒
    E. 里寒表热

38. 望神的重点是望患者的（　　）
    A. 眼神   B. 面色
    C. 形体   D. 动态
    E. 皮肤

39. 执业药师在审方中发现有中成药不合理配伍，下列各组配伍中，属证候禁忌的是（　　）
    A. 附子理中丸与黄连上清丸   B. 二陈丸与平胃散
    C. 归脾丸+人参养荣丸   D. 金匮肾气丸与麦味地黄丸
    E. 生脉饮与六味地黄丸

40. 肾小管性蛋白尿见于（　　）
    A. 间质性肾炎   B. 多发性骨髓瘤
    C. 剧烈运动   D. 尿道炎
    E. 肾病综合征

二、配伍选择题（每题1分，共60题，共60分）题目分为若干组，每组题目对应同一组备选项，备选项可重复选用，也可不选用。每题只有1个备选项最符合题意。

    A. 功劳叶   B. 西河柳
    C. 血竭   D. 牵牛子
    E. 续断

41. 麒麟血的正名是（　　）
42. 观音柳的正名是（　　）
43. 黑白丑的正名是（　　）
44. 六汗的正名是（　　）

A. 齿龈青紫 B. 牙齿蛀蚀
C. 齿龈淡白 D. 齿稀根露
E. 齿龈红肿

45. 根据中医望诊理论，肾虚可见（　　）
46. 根据中医望诊理论，血虚可见（　　）
47. 根据中医望诊理论，胃火可见（　　）

A. 外感性 B. 地域性
C. 季节性 D. 个体差异性
E. 相兼性

48. 风寒湿邪易犯人肌表，湿热燥邪易自口鼻而入，指的是六淫致病的（　　）
49. 西北多燥病，东北多寒病，江南多湿热病，指的是六淫致病的（　　）
50. 六淫邪气既可单独侵袭人体而致病，又可两种以上同时侵犯人体而致病，指的是六淫致病的（　　）

A. 痰火扰心 B. 痰气凝结，闭阻心神
C. 痰迷心窍，肝风内动 D. 正气已伤，病情严重，预后不良
E. 阴阳格拒，阴不敛阳，阳气欲脱

51. 狂证的病机是（　　）
52. 失神的病机是（　　）
53. 假神的病机是（　　）
54. 痫证的病机是（　　）
55. 癫证的病机是（　　）

A. 寒因寒用 B. 塞因塞用
C. 热因热用 D. 通因通用
E. 寒者热之

56. 真热假寒证的治则是（　　）
57. 真寒假热证的治则是（　　）
58. 真虚假实证的治则是（　　）

A. 湿性药 B. 寒性药
C. 干热性药 D. 湿寒性药
E. 干寒性药

59. 维医学中，适用于非体液型湿寒性病证或体液型湿寒（黏液质）性病证的是（　　）
60. 维医学中，适用于非体液型干性病证和非体液型干热性、干寒性的干性偏盛病证的是（　　）
61. 维医学中，适用于非体液型湿热性病证或体液型湿热（血液质）性病证的是（　　）

A. 口舌、四肢及全身麻木，头痛、头晕，精神恍惚，牙关紧闭，呼吸衰竭
B. 恶心呕吐，口中有金属味，流涎，腹痛腹泻，口腔黏膜充血，牙龈肿胀溃烂
C. 严重脱水，低蛋白血症，水肿，精神错乱，幻觉，癫痫样发作
D. 胸闷、心悸，咽喉干痛，四肢无力，心电图显示房室传导阻滞
E. 头晕、头痛，烦躁不安，面部肌肉紧张，吞咽困难，伸肌与屈肌同时收缩

62. 轻粉中毒的主要临床表现是（ ）
63. 朱砂中毒的主要临床表现是（ ）
64. 乌头中毒的主要临床表现是（ ）

A. 微脉
B. 弱脉
C. 缓脉
D. 细脉
E. 虚脉

65. 某男，70岁。患消渴病多年，饮食减少，神疲乏力，四肢倦怠，舌淡，苔白，脉来三部举按皆无力，隐隐蠕动指下，此脉象是（ ）
66. 某男，80岁。久病不耐寒热，头晕，神疲乏力，自汗盗汗，脉来沉细，应指无力，此脉象是（ ）
67. 某男，74岁。久病泄泻，气短汗出，神情淡漠，面色苍白，手足逆冷，舌淡，苔白，脉来若有若无，按之欲绝，此脉象是（ ）

A. 固本止崩汤
B. 归脾汤
C. 固阴煎
D. 调肝汤
E. 四物汤

68. 治疗崩漏时，属气血两虚者，宜选用的方剂是（ ）
69. 治疗崩漏时，属脾不统血者，宜选用的方剂是（ ）

A. 发霉
B. 泛油
C. 虫蛀
D. 风化
E. 粘连

70. 独活在储存中易发生（ ）
71. 白芷在储存中易发生（ ）
72. 硼砂在储存中易发生（ ）

A. 增强西药降血脂药作用
B. 增强西药氨茶碱作用
C. 增强西药利胆药作用
D. 增强西药利尿药作用
E. 增强西药抗心律失常药作用

73. 分消汤可（ ）
74. 黄连解毒汤可（ ）
75. 小青龙汤可（ ）

76. 苓桂术甘汤可( )
77. 茵陈五苓散可( )

    A. 面部白色   B. 面部黄色
    C. 面部赤色   D. 面部青色
    E. 面部黑色

78. 主热证的是( )
79. 主肾虚、水饮、瘀血证的是( )
80. 主虚寒证、失血证的是( )
81. 主虚证、湿证的是( )
82. 主寒证、痛证、瘀血证及惊风证的是( )

    A. 急性肾功能损害，皮疹，头晕，胃肠道反应，过敏样反应
    B. 肝肾功能异常，粒细胞、白细胞和血小板减少，精子数量减少
    C. 肝损害，剥脱性皮炎
    D. 胰腺炎，低钾血症，低氯血症，低钠血症
    E. 过敏性休克，急性喉头水肿，过敏性哮喘，过敏性间质性肾炎

83. 服用克银丸发生严重不良反应时可见( )
84. 使用清开灵注射液发生严重不良反应时可见( )
85. 服用珍菊降压片发生严重不良反应时可见( )

    A. 鸡血藤   B. 血竭粉
    C. 黄芪   D. 五味子
    E. 桃仁

86. 不宜与苦杏仁装于一个药斗的饮片是( )
87. 常与红花装于一个药斗的饮片是( )
88. 宜存放于加盖容器中的饮片是( )

    A. 甘草   B. 丹参
    C. 升麻   D. 乌头
    E. 麻黄

89. 根据中药证候禁忌理论，体虚多汗者忌用( )
90. 根据中药证候禁忌理论，湿盛水肿者忌用( )

三、综合分析选择题（每题1分，共10题，共10分）题目分为若干组，每组题目基于同一个临床情景病例、实例或案例的背景信息逐题展开。每题的备选项中，只有1个最符合题意。

某女，42岁，经血淋沥不断月余，气短懒言，倦怠乏力，面色苍白，舌淡，脉细弱

无力。

91. 该病的病位在( )
A. 心　　　　　　　　　B. 肝
C. 脾　　　　　　　　　D. 肺
E. 肾

92. 中医辨证是( )
A. 肝肾不足　　　　　　B. 气随血脱
C. 气虚血瘀　　　　　　D. 气血两虚
E. 精血亏虚

93. 治宜选用的中成药是( )
A. 少腹逐瘀丸　　　　　B. 安坤赞育丸
C. 乌鸡白凤丸　　　　　D. 宫血宁胶囊
E. 人参归脾丸

某患者服用一种药酒后,出现面部肌肉僵硬,反射亢进,角弓反张等症状。

94. 该药酒中的毒性中药是( )
A. 甘遂　　　　　　　　B. 马兜铃
C. 雷公藤　　　　　　　D. 蟾蜍
E. 马钱子

95. 该中药所含的有毒化学成分有( )
A. 马兜铃酸　　　　　　B. 三氧化二砷
C. 番木鳖碱　　　　　　D. 蟾酥碱
E. 雷公藤苷

96. 炮制后该药入丸,用量一般是( )
A. 0.1~0.2g　　　　　　B. 2g 以下
C. 0.3~0.6g　　　　　　D. 0.1g 以下
E. 3g 以下

某男,31 岁。天气突然转冷,衣着单薄,致左上腹部暴痛,喜温恶寒,得温痛减,口和不渴,恶心欲吐,舌质淡,舌苔薄白,脉弦紧。

97. 中医诊断是( )
A. 胸痹　　　　　　　　B. 痞满
C. 胃痛　　　　　　　　D. 腹痛
E. 嘈杂

98. 中医辨证是( )
A. 饮食伤胃证　　　　　B. 肝气犯胃证
C. 湿热中阻证　　　　　D. 客邪犯胃证
E. 胃阳亏耗证

99. 宜选用的治法是（ ）
    A. 导滞和胃，和胃止痛
    B. 疏肝解郁，理气止痛
    C. 清化湿热，理气和胃
    D. 温胃散寒，行气止痛
    E. 养阴益胃，和中止痛

100. 治宜选用的方剂是（ ）
    A. 良附丸加减
    B. 左金丸加减
    C. 附子汤加减
    D. 保和丸加减
    E. 黄芪建中汤加减

某男，56岁。患高血压服用吲达帕胺，后因血压控制不理想，自行加服珍菊降压片。近期感觉胸闷、心悸、乏力。到医院就诊。

101. 医生告知患者联合用药一定要了解药物的成分和作用。珍菊降压片是含有西药成分的中成药，所含降压药成分是（ ）
    A. 甲基多巴
    B. 利血平
    C. 硝普钠
    D. 盐酸可乐定
    E. 氯沙坦

102. 医生进一步告知，珍菊降压片除含上述西药成分外，还含有（ ）
    A. 卡托普利
    B. 硝苯地平
    C. 卡马西平
    D. 氢氯噻嗪
    E. 米诺地尔

103. 医生认为患者出现的症状与其自行加服珍菊降压片有关。珍菊降压片和吲达帕胺合用，最常见的不良反应是（ ）
    A. 低血糖
    B. 血小板减少
    C. 低血钾
    D. 低蛋白
    E. 白细胞减少

某患者，两天前受寒，出现恶寒发热、头身疼痛、鼻塞流涕、舌淡红、苔薄白、脉象轻取即得，重按稍减而不空，举之有余，如水上的漂木。

104. 此脉应属于（ ）
    A. 实脉
    B. 虚脉
    C. 浮脉
    D. 洪脉
    E. 迟脉

105. 此病脉象显现部分是（ ）
    A. 表浅
    B. 深在
    C. 不在表就在里
    D. 体表
    E. 深部

106. 其主病是（ ）
    A. 寒证
    B. 热证

C. 表证 D. 里证
E. 痛证

107. 若脉象按之有力,则为( )
    A. 里寒 B. 表虚
    C. 里实 D. 里虚
    E. 表实

某患者,女,产后常汗出而恶风,易于感冒,体倦乏力。

108. 该病主要应属哪种气的功能失调( )
    A. 宗气 B. 元气
    C. 中气 D. 营气
    E. 卫气

109. 患者易于感冒主要是因为气的( )功能失常。
    A. 推动作用 B. 温煦作用
    C. 防御作用 D. 气化作用
    E. 固摄作用

110. 患者汗出过多主要是因为气的( )功能失常。
    A. 推动作用 B. 温煦作用
    C. 防御作用 D. 气化作用
    E. 固摄作用

四、多项选择题(每题1分,共10题,共10分)下列每小题的备选答案中,有两个或两个以上符合题意的正确答案,多选、少选、错选、不选均不得分。

111. 里证是指病变部位在( )
    A. 皮肤 B. 血脉
    C. 肌腠 D. 脏腑
    E. 骨髓

112. 根据五行相生规律确定的治法有( )
    A. 抑木扶土法 B. 培土生金法
    C. 滋水涵木法 D. 金水相生法
    E. 益火补土法

113. 实热呃逆的临床症状有( )
    A. 气弱无力 B. 呃声低沉而长
    C. 呃声高亢而短 D. 呃声响而有力
    E. 有酸腐气味

114. 特殊处理药品的方法除先煎、后下外,还有哪些方法( )
    A. 包煎 B. 冲服

C. 另煎 D. 先武后文
E. 煎汤代水

115. 以下治疗方法与举例相对应的有(　　)
A. 实则泻之，瘀血用活血化瘀的方药
B. 寒者热之，里寒证用辛热温里方药
C. 虚则补之，血虚用补血的方药
D. 热者寒之，表热证用辛凉解表方药
E. 寒者热之，表寒证用辛热解表方药

116. 患者向药师咨询药品名称，包括(　　)
A. 处方前记 B. 通用名
C. 处方正文 D. 商品名
E. 别名

117. 壮骨关节丸不良反应的表现包括(　　)
A. 皮疹 B. 瘙痒
C. 呕吐 D. 腹泻
E. 血压升高

118. 应将贮存温度控制在30℃以下的剂型为(　　)
A. 膏剂 B. 胶囊剂
C. 栓剂 D. 胶剂
E. 酒剂

119. 微波干燥养护法的优点是(　　)
A. 干燥迅速 B. 反应灵敏
C. 加热均匀 D. 热效率高
E. 产品质量好

120. 某女，32岁，头晕眼花，心悸多梦，手足发麻，面色淡黄或淡白无华，口唇、爪甲色淡，妇女月经量少，舌质淡，脉细。治疗宜选用的中成药有(　　)
A. 四神丸 B. 归芪口服液
C. 再造生血片 D. 六味地黄丸
E. 薯蓣丸

模拟试卷（一）参考答案及解析

一、最佳选择题

1. 【试题答案】　D

【试题解析】本题考查要点是"整体观念的内容"。人体是以五脏为中心，通过经络系统，把六腑、五体、五官、九窍、四肢百骸等全身组织器官联结成一个有机的整体，并通过精、气、血、津液的作用，来完成人体统一协调的功能活动。因此，本题的正确答案为D。

2.【试题答案】 B

【试题解析】本道题考查要点"阴阳学说"。兴奋属阳性。因此,本题的正确答案为B。

3.【试题答案】 B

【试题解析】本题考查要点是"十二经脉"。根据十二经脉的流注次序图,可以得知手太阳小肠经经目内眦下接足太阳膀胱经。口诀:肺大胃脾心小肠,膀肾包焦胆肝藏。故膀胱经上接的是小肠经。因此,本题的正确答案为B。

4.【试题答案】 B

【试题解析】本题考查要点是"听声音"。嗳气,又称噫气,俗名打嗝,多见于饱食后。可由宿食不化,肝胃不和,胃虚气逆等原因引起。因此,本题的正确答案为B。

5.【试题答案】 B

【试题解析】本题考查要点是"中药贮藏对环境的基本要求"。《药品经营质量管理规定》(卫生部令第90号)、《药品生产质量管理规范(2010年修订)》(卫生部令第79号)及《医院中药饮片管理规范》(国中医药发〔2007〕11号)中关于中药贮藏环境的要求:按包装标示的温度要求储存药品,包装上没有标示具体温度的,按照《中华人民共和国药典》规定的贮藏要求进行储存。储存药品相对湿度为35%～75%。储存药品应当按照要求采取避光、遮光、通风防潮、防虫、防鼠等措施。特殊管理的药品应当按照国家有关规定储存。因此,本题的正确答案为B。

6.【试题答案】 A

【试题解析】本题考查要点是"处方应付"。炒三仙,是指三种中药,是指炒山楂、炒麦芽、炒神曲,有健胃消食的功效。炒三仙富含山楂酸、柠檬酸、维生素C等成分,这三味药经常合用,均有良好的消积化滞功能,但又有各自不同的特点。因此,本题的正确答案为A。

7.【试题答案】 D

【试题解析】本题考查要点是"血液生化检查——淀粉酶"。血清淀粉酶(AMY)活性增高常见于急性胰腺炎。因此,本题的正确答案为D。

8.【试题答案】 B

【试题解析】本题考查要点是"中药特殊煎服法"。先煎的目的是为了延长药物的煎煮时间,使药物难溶性成分充分煎出。一般来说,需先煎的饮片,经武火煮沸后,文火煎煮10～15分钟后再与用水浸泡过的其他药物合并煎煮。因此,本题的正确答案为B。

9.【试题答案】 E

【试题解析】本题考查要点是"维吾尔医药理论——药性"。维医学认为,药物的药性分为热、湿、寒、干四种,还有相当部分的药物具有混合的药物属性,即干热、湿热、湿寒、干寒。还有一部分药物药性平和,称为"平"。因此,本题的正确答案为E。

10. 【试题答案】　D

【试题解析】本题考查要点是"药效学的协同作用"。中西药合理的配伍,可导致协同作用,增强疗效,减轻毒副作用。研究表明,香连丸与广谱抗菌增效剂甲氧苄啶联用后,其抗菌活性增强16倍。因此,本题的正确答案为D。

11. 【试题答案】　E

【试题解析】本题考查要点是"常见病辨证论治——胸痹"。心胸疼痛,如刺如绞,痛有定处,入夜为甚,重者心痛彻背,背痛彻心,或痛引肩背,伴有胸闷,日久不愈,可因暴怒、劳累而加重。舌质紫暗,有瘀斑,苔薄,脉弦细。因此,本题的正确答案为E。

12. 【试题答案】　C

【试题解析】本题考查要点是"药品不良反应监测方法"。药品不良反应监测方法有自愿呈报系统、集中监测系统、记录联结、记录应用。其中,在药物不良反应监测中占有极重要地位的是自愿呈报系统。因此,本题的正确答案为C。

13. 【试题答案】　C

【试题解析】本题考查要点是"体质的构成要素"。偏阴质是指具有代谢相对减退、身体偏寒、喜静、少动等特征的体质类型。因此,本题的正确答案为C。

14. 【试题答案】　E

【试题解析】本题考查要点是"阴阳平和质"。阴阳平和质:具有这种体质特征的人,不易感受外邪,平素患病较少,即使患病,易于治愈,康复亦快,有时可不药而愈,易获长寿。因此,本题的正确答案为E。

15. 【试题答案】　E

【试题解析】本题考查要点是"中西药联用的例举"。八味地黄丸、济生肾气丸、人参汤等中药与降血糖药联用,可使糖尿病患者的性神经障碍和肾功能障碍减轻。六君子汤等与抗震颤麻痹药联用,可减轻其胃肠道副作用,但也可能影响其吸收、代谢和排泄。小青龙汤、干姜汤、柴朴汤、柴胡桂枝汤等与抗组胺药联用,可减少西药的用量和嗜睡、口渴等副作用。小柴胡汤、人参汤等与丝裂霉素C联用,能减轻丝裂霉素对机体的副作用。具有抗应激作用的中药,如柴胡桂枝汤、四逆散、半夏泻心汤等与治疗消化性溃疡的西药(H受体拮抗剂,制酸剂)联用,可增强治疗效果。因此,本题的正确答案为E。

16. 【试题答案】　D

【试题解析】本题考察要点是"中医外科常见病的辨证论治——瘾疹"。瘾疹-风热犯表[症状]风团鲜红,灼热剧痒,遇热则剧,得冷则减;伴有发热、恶寒、咽喉肿痛。舌质红,苔薄白或薄黄,脉浮数。[治法]疏风清热,解表止痒。[方剂应用]消风散(荆芥、防风、当归、生地黄、苦参、苍术、蝉蜕、胡麻仁、牛蒡子、知母、石膏、甘草、木通)加减。[中成药选用]消风止痒颗粒。

17. 【试题答案】　B

【试题解析】本题考查要点是"十二经脉的流注次序"。经脉所运行之气血,系由中焦水谷精气所化,经脉在中焦受气后,上布于肺,自手太阴肺经开始,逐经依次相传至足厥阴肝经,再复注于手太阴肺经,首尾相贯,如环无端,形成十二经的循环。因此,本题的正确答案为B。

18. 【试题答案】　E

【试题解析】本题考查要点是"中药饮片的贮藏要求"。对于不同性质及化学成分,或用不同炮制方法炮制的饮片,可根据其具体情况,确定不同的贮存方法。含淀粉多的药材和饮片,如泽泻、山药、葛根等,应贮于通风、干燥处,以防虫蛀。含挥发油多的药材和饮片,如薄荷、当归、川芎、荆芥等,贮藏时室温不可太高,否则容易走失香气或泛油,应置阴凉、干燥处贮存。含糖分及黏液质较多的饮片,如熟地黄、天冬、党参等,应贮于通风干燥处。种子类药材因炒制后增加了香气,如紫苏子、莱菔子、薏苡仁、白扁豆等,若包装不坚固则易受虫害或鼠咬,故应密闭贮藏于缸、罐中。某些矿物类饮片如硼砂、芒硝等,在干燥空气中容易失去结晶水而风化,故应贮于密封的缸、罐中,并置于凉爽处贮存。因此,本题的正确答案为E。

19. 【试题答案】　B

【试题解析】本题考查要点是"脾的特点"。脾属阴,喜燥而恶湿。因此,本题的正确答案为B。

20. 【试题答案】　C

【试题解析】本题考查要点是"中医内科病证的辨证论治——胸痹"。胸痹是指以胸部闷痛,甚则不得卧为主的一种病证。西医学的冠心病(心绞痛或心肌梗死)、其他原因引起的心绞痛(如主动脉瓣狭窄、梗阻型肥厚性心肌病)、心包炎以及肺源性心脏病等以上述表现为主的,均可参考此内容辨证论治。因此,本题的正确答案为C。

21. 【试题答案】　B

【试题解析】本题考查要点是"消渴"。选项A阴阳两虚的症状:小便频数,甚则饮一溲一,手足心热,咽干舌燥,面容憔悴,耳轮干枯,腰膝酸软,畏寒肢冷。舌淡,苔白乏津,脉沉细无力。选项B阴虚燥热的症状:烦渴引饮,消谷善饥,小便频数而多,尿浑而黄,形体消瘦。舌红,苔薄黄,脉滑数。选项C肾阴亏虚的症状:尿频量多,浊如膏脂,腰膝酸软,头晕耳鸣,多梦遗精,乏力肤燥。舌红少苔,脉细数。选项D脾胃气虚的症状:口渴引饮,能食与便溏并见,或饮食减少,精神不振,四肢乏力。舌淡,苔薄白而干,脉细弱无力。选项E肾阳衰惫的症状:小便不通,或点滴不爽,排尿无力,头晕耳鸣,神气怯弱,腰酸无力。舌质淡,苔薄白,脉沉细或弱。因此,本题的正确答案为B。

22. 【试题答案】　A

【试题解析】本题考查要点是"蒙医药基础知识——用药方法"。补养或下清"赫依"(通便、通经)药,食前服。因此,本题的正确答案为A。

23. 【试题答案】　B

【试题解析】本题考查要点是"婴幼儿患者合理应用中药的原则"。婴幼儿患者合理应用中药的原则包括:用药及时,用量宜轻;宜用轻清之品;宜佐健脾和胃之品;宜佐凉肝定惊之品;不宜滥用滋补之品。因此,本题的正确答案为B。

24. 【试题答案】　C

【试题解析】本题考查要点是"望排出物"。大便稀溏如糜,色深黄而黏,多属肠中有湿热。便稀薄如水样,夹有不消化食物,多属寒湿。先便后血,其色黑褐的是远血。先血后便,其色鲜红的是近血。因此,本题的正确答案为C。

25. 【试题答案】　D

【试题解析】本题考查要点是"饮片斗谱安排"。属于配伍禁忌的药物,不能装于一斗或上下药斗中。如甘草与京大戟、甘遂、芫花;藜芦与丹参、南沙参、玄参、苦参、白芍、赤芍、细辛;乌头类（附子、川乌及草乌）与半夏的各种炮制品、瓜蒌（瓜蒌皮、瓜蒌子、瓜蒌及天花粉）;丁香（包括母丁香）与郁金（黄郁金、黑郁金）;芒硝（包括玄明粉）与荆三棱;肉桂（官桂）与石脂（赤石脂）。这些均不宜放在一起。因此,本题的正确答案为D。

26. 【试题答案】　C

【试题解析】本题考查要点是"雄黄及含雄黄的中成药"。含雄黄的中成药有牛黄解毒丸（片）、六神丸、喉症丸、安宫牛黄丸、牛黄清心丸、牛黄镇惊丸、牛黄抱龙丸、牛黄至宝丸、追风丸、牛黄醒消丸、紫金锭（散）、三品等。因此,本题的正确答案为C。

27. 【试题答案】　E

【试题解析】本题考查要点是"毒性中药的致死量"。乌头类药物一般中毒量为0.2mg,致死量为2~4mg。马钱子含番木鳖碱,即士的宁,毒性大;成人服用5~10mg即可中毒,1次服用30mg即可致死。因此,本题的正确答案为E。

28. 【试题答案】　B

【试题解析】本题考查要点是"气的概念"。中医学对气的认识,来自于中国古代"气"是构成自然界一切事物最基本的物质,即自然界的一切事物都是由气的运动变化而产生的这一朴素的哲学观点,认为气是构成人体的基本物质基础,也是人体生命活动的最基本物质。因此,本题的正确答案为B。

29. 【试题答案】　D

【试题解析】本题考查要点是"用药咨询服务"。执业药师开展药物咨询,是药师参与全程化药学服务的重要环节,也是药学服务的突破口,对临床合理用药有关键性作用,对保证合理用药有着重要意义。因此,本题的正确答案为D。

30. 【试题答案】　B

【试题解析】本题考查要点是"中药的养护——除湿养护法"。生石灰可以在密封不严条件下吸湿,可起到抑制蛀虫和霉菌生长的作用。因此,本题的正确答案为B。

31. 【试题答案】　E

【试题解析】本题考查要点是"《太平惠民和剂局方》"。《太平惠民和剂局方》为宋代官府颁行,为我国第一部中成药药典。因此,本题的正确答案为E。

32. 【试题答案】　B

【试题解析】本题考查要点是"维吾尔医药理论——药性级别"。维吾尔医认为,混合性质药物的药性,在多数药物中两性的性级也有所不同。如:某一种药物的药性为干热,但它的干性和热性的性级有不同,即干性程度为一级,热性程度为三级,故它的药性称之为一级干三级热等,如骆驼蓬子的药性为二级干,三级热。因此,本题的正确答案为B。

33. 【试题答案】 B

【试题解析】本题考查要点是"中药汤剂的煎煮——中药特殊煎服法"。选项B中的苦杏仁应捣碎。因此,本题的正确答案为B。

34. 【试题答案】 B

【试题解析】本题考查要点是"罂粟壳的使用注意事项"。根据《罂粟壳管理暂行规定》,指定的中药饮片经营门市部应凭盖有乡镇卫生院以上医疗单位公章的医生处方零售罂粟壳(处方保存三年备查),不准生用,严禁单味零售。因此,本题的正确答案为B。

35. 【试题答案】 A

【试题解析】本题考查要点是"中药饮片的不良反应——罂粟壳"。罂粟壳中毒的主要临床表现为昏睡或昏迷,抽搐,呼吸浅表而不规则,恶心,呕吐,腹泻,面色苍白,发绀,瞳孔极度缩小呈针尖样,血压下降等。因此,本题的正确答案为A。

36. 【试题答案】 C

【试题解析】本题考查要点是"正治反治"。反治,是指顺从病证的外在假象而治的一种治疗法则,又称"从治"。从,是指采用方药的性质顺从病证的假象,与疾病的假象相一致而言,究其本质,还是在治病求本法则指导下,针对疾病本质而进行治疗的方法,故实质上仍是"治病求本"。因此,本题的正确答案为C。

37. 【试题答案】 A

【试题解析】本题考查要点是"辨证"。热证的临床表现多见发热喜凉,口渴饮冷,面红目赤,烦躁不宁,小便短赤,大便燥结,舌红苔黄而干燥,脉数等症状。以热为主,功能活动亢进为辨证要点。实证的临床表现亦极不一致。主要有发热,腹胀痛拒按,胸闷烦躁甚至神昏谵语,呼吸喘粗,痰涎壅盛,大便秘结,小便不利,脉实有力,舌苔厚腻等。以症状表现有余、亢盛为辨证要点。

38. 【试题答案】 A

【试题解析】本题考查要点是"望神"。望神,就是观察患者的精神好坏,意识是否清楚,动作是否矫健协调,反应是否灵敏等方面的情况,以判断脏腑阴阳气血的盛衰和疾病的轻重预后。由于"目"为五脏六腑之精气所注,其目系通于脑,为肝之窍,心之使,"神藏于心,外候在目",所以望神的重点是望患者的眼神。因此,本题的正确答案为A。

39. 【试题答案】 A

【试题解析】本题考查要点是"中成药的合理联用"。证候禁忌:是指两种药的药效是反向的。因此,本题的正确答案为A。

· 17 ·

40.【试题答案】 A

【试题解析】本题考查要点是"尿蛋白的临床意义"。肾小管性蛋白尿通常以低分子量蛋白质为主（β-微球蛋白），常见于活动性肾盂肾炎、间质性肾炎、肾小管性酸中毒、肾小管重金属（汞、铅、镉）损伤。因此，本题的正确答案为A。

二、配伍选择题

41~44.【试题答案】 C、B、D、E

【试题解析】本组题考查要点是"中药的正名与相关别名"。选项A功劳叶是十大功劳叶的正名。选项B西河柳是观音柳的正名。选项C血竭是麒麟血的正名。选项D牵牛子是黑丑、白丑、二丑、黑白丑的正名。选项E续断是六汗的正名。

45~47.【试题答案】 D、C、E

【试题解析】本组题考查要点是"望诊"。①望齿：如牙齿干燥，多是胃热炽盛、津液大伤；干燥如枯骨，多为肾精枯竭，肾水不能上承所致；牙齿松动稀疏、齿根外露者，多属肾虚或虚火上炎；睡中咬牙或啮齿，常见于胃中有热或虫积的患者。②望龈：龈色淡白者，多是血虚不荣；红肿者，多属胃火上炎；牙龈出血而红肿者，为胃火伤络；不红而微肿者，或为气虚。

48~50.【试题答案】 A、B、E

【试题解析】本组题考查要点是"六淫致病的共同特点"。外感性。六淫为病，其发病途径，多首先侵犯肌表，或从口鼻而入，或两者同时侵袭。如风寒湿邪易侵入肌表，湿热燥邪易自口鼻而入。由于六淫病邪多自外界侵犯人体，故称外感致病因素，所致疾病称为外感病。季节性。六淫致病常有明显的季节性。如春季多风病，夏季多暑病，长夏多湿病，秋季多燥病，冬季多寒病。地域性。六淫致病与生活、工作区域环境密切相关。如西北多燥病，东北多寒病，江南多湿热病。长期高温作业者，多燥热或火邪为病，而久居湿地者多患湿病。相兼性。六淫邪气既可单独侵袭人体而致病，又可两种以上同时侵犯人体而致病。如风热感冒、风寒感冒、暑湿感冒、风寒湿痹证等。

51~55.【试题答案】 A、D、E、C、B

【试题解析】本组题考查要点是"望神"。选项A痰火扰心是狂证的病机。选项B痰气凝结，阻蔽心神是癫证的病机。选项C痰迷心窍，肝风内动是痫证的病机。选项D正气已伤，病情严重，预后不好是失神的病机。选项E阴阳格拒，阴不敛阳，阳气欲脱是假神的病机。

56~58.【试题答案】 A、C、B

【试题解析】本组题考查要点是"正治反治"。选项A寒因寒用：是以寒治寒，即用寒性药物治疗具有假寒症状的病证，适用于里热盛极，阳盛格阴，反见寒象的真热假寒证。选项B塞因塞用：是以补开塞，即用补虚药治疗具有闭塞不通症状的病证，适用于因虚而闭阻的真虚假实证。选项C热因热用：是以热治热，即用热性药物治疗具有假热症状的病证，适用于阴寒内盛，格阳于外，反见热象的真寒假热证。选项D通因通用：是以通治通，即

· 18 ·

用通利的药物治疗具有实性通泄症状的病证，适用于实性通利的真实假虚证。

59~61.【试题答案】 C、A、E

【试题解析】本组题考查要点是"维吾尔药理论——药性"。①湿性药：适用于非体液型干性病证和非体液型干热性、干寒性的干性偏盛病证；或体液型胆液质（干热）和黑胆质（干寒）性的干性偏盛病证。②寒性药：适用于非体液热性病证和非体液型干热性、湿热性的热性偏盛病证；或体液型胆液质（干热）性和血液质（湿热）性的热性偏盛病证。③干热性药：适用于非体液型湿寒性病证或体液型湿寒（黏液质）性病证。④湿寒性药：适用于非体液型干热性病证或体液型（胆液质）性病证。⑤干寒性药：适用于非体液型湿热性病证或体液型湿热（血液质）性病证。

62~64.【试题答案】 B、B、A

【试题解析】本组题考查要点是"医疗用毒性中药的中毒反应和基本救治原则"。轻粉和朱砂中均含有汞，所以属汞中毒，而汞中毒最典型的表现就是口中有金属味。乌头中毒的表现主要以神经系统为主，表现为口舌、四肢及全身麻木，头痛、头晕，精神恍惚，语言不清或小便失禁，继而四肢抽搐、牙关紧闭、呼吸衰竭等。

65~67.【试题答案】 E、B、A

【试题解析】本组题考查要点是"四诊"。虚脉：三部脉举按皆无力，隐隐蠕动于指下，令人有一种软而空豁的感觉，是无力脉的总称。弱脉：与细脉相似，沉细而应指无力，主气血两虚诸证。微脉：极细而软，按之欲绝，若有若无，常见于心肾阳衰及暴脱的患者。

68~69.【试题答案】 B、A

【试题解析】本组题考查要点是"中医妇科病证的辨证论治——崩漏"。崩漏，属气血两虚者，宜选用归脾汤去当归、茯神、远志，加党参、茜草、乌贼骨、仙鹤草；属脾不统血者，宜选用固本止崩汤。

70~72.【试题答案】 A、C、D

【试题解析】本组题考查要点是"饮片贮存中常见的变异现象"。牛膝、天冬、马齿苋、菊花、蕲蛇、五味子、人参、独活、紫菀等受潮后在适宜温度条件下，会引发寄生在其表面或内部的霉菌大量繁殖，导致发霉。白芷、北沙参、薏苡仁、柴胡、大黄、鸡内金等含淀粉、糖、脂肪、蛋白质等成分较多的饮片最易生虫。胆矾、硼砂、芒硝等含结晶水的无机盐类药物，经与干燥空气接触，日久逐渐失去结晶水，变为非结晶状的无水物质，从而变为粉末状，发生风化现象。

73~77.【试题答案】 D、A、B、E、C

【试题解析】本组题考查要点是"中西药合理联用的例举"。黄连解毒汤、大柴胡汤等与抗动脉粥样硬化、降血脂剂联用，可增强疗效。小青龙汤、柴朴汤等与氨茶碱、色甘酸钠等联用，可提高对支气管哮喘的疗效。具有保护肝脏和利胆作用的茵陈蒿汤、茵陈五苓散、大柴胡汤等与西药利胆药联用，能相互增强作用。木防己汤、真武汤、越婢加术汤、分消汤等与西药利尿药联用，可以增强利尿效果。苓桂术甘汤、苓桂甘枣汤等与心得安类抗心律失常药联用，既可增强治疗作用，又能预防发作性心动过速。

78~82.【试题答案】 C、E、A、B、D

【试题解析】本组题考查要点是"望色"。选项A面部白色主虚寒证、失血证。选项B面部黄色主虚证、湿证。选项C面部赤色主热证。选项D面部青色主寒证、痛证、瘀血证及惊风证。选项E面部黑色主肾虚、水饮证、瘀血证。

83~85.【试题答案】 C、E、D

【试题解析】本组题考查要点是"中成药的不良反应"。克银丸的不良反应常见肝损害、剥脱性皮炎。清开灵注射液不良反应以各种类型过敏反应为主,严重过敏反应包括过敏性休克、急性喉头水肿、过敏性哮喘、过敏性间质性肾炎。珍菊降压片不良反应:消化系统表现为肝功能异常、黄疸、胰腺炎等;精神神经系统表现为头晕、视物模糊、运动障碍、麻木;皮肤及附件损害表现为剥脱性皮炎、全身水疱疹伴瘙痒等;代谢和营养障碍表现为低钾血症、低氯血症、低钠血症;有肾功能异常、心前区疼痛、心律失常、白细胞减少等个例报告。

86~88.【试题答案】 E、E、B

【试题解析】本组题考查要点是"饮片斗谱安排"。外观相似的饮片,尤其是外观相似但是功效不同的饮片,不宜排列在一起,所以不宜与苦杏仁装于一个药斗的饮片是桃仁。常与红花装于一个药斗的饮片是桃仁,桃仁经常与红花相配伍,所以常放一起。存放于加盖容器中的饮片是为防止污染,保持清洁卫生,所以血竭粉宜放在加盖容器中。

89~90.【试题答案】 E、A

【试题解析】本组题考查要点是"中药使用禁忌"。体虚多汗者忌用发汗的药物,所以忌用麻黄。甘草有水钠潴留作用,所以湿盛水肿者忌用。

三、综合分析选择题

91.【试题答案】 C

【试题解析】本题考查要点是"中医妇科病证的辨证论治——崩漏"。"经血淋沥不断月余"属崩漏,崩漏以脾虚为主,所以病位为脾。因此,本题的正确答案为C。

92.【试题答案】 D

【试题解析】本题考查要点是"中医妇科病证的辨证论治——崩漏"。"经血淋沥不断月余,气短懒言,倦怠乏力,面色苍白,舌淡,脉细弱无力",证属气血两虚。因此,本题的正确答案为D。

93.【试题答案】 C

【试题解析】本题考查要点是"中医妇科病证的辨证论治"。气血两虚宜选用的中成药有定坤丹、乌鸡白凤丸、养血饮口服液等。因此,本题的正确答案为C。

94.【试题答案】 E

【试题解析】本题考查要点是"马钱子的中毒表现"。马钱子中毒初期出现头晕、头痛、烦躁不安、面部肌肉紧张、吞咽困难;进而伸肌与屈肌同时做极度收缩,发生典型的士的宁惊厥、痉挛，甚至角弓反张，可因呼吸痉挛窒息或心力衰竭而死亡。因此，本题正确答案为E。

95. 【试题答案】 C

【试题解析】本题考查要点是"马钱子的中毒机理"。马钱子含番木鳖碱即士的宁，毒性大。成人服用5～10mg即可中毒，一次服用30mg即可致死。首先兴奋中枢神经系统，引起脊髓强直性痉挛，继而兴奋呼吸中枢及血管运动中枢。因此，本题正确答案为C。

96. 【试题答案】 C

【试题解析】本题考查要点是"马钱子的用法用量"。炮制后入丸散，用量为0.3～0.6g。因此，本题正确答案为C。

97. 【试题答案】 C

【试题解析】本题考查要点是"中医内科病变的辨证论治——胃痛"。"左上腹部暴痛，喜温恶寒，得温痛减，口和不渴，恶心欲吐，舌质淡，舌苔薄白，脉弦紧"为胃痛的症状。因此，本题的正确答案为C。

98. 【试题答案】 D

【试题解析】本题考查要点是"中医内科病变的辨证论治——胃痛"。此患者辨证为寒邪客胃证。因此，本题的正确答案为D。

99. 【试题答案】 D

【试题解析】本题考查要点是"中医内科病变的辨证论治——胃痛"。寒邪客胃证的治法为温胃散寒，行气止痛。因此，本题的正确答案为D。

100. 【试题答案】 A

【试题解析】本题考查要点是"中医内科病变的辨证论治——胃痛"。寒邪客胃证宜选用的方剂是良附丸（高良姜、香附）加减。因此，本题的正确答案为A。

101. 【试题答案】 D

【试题解析】本题考查要点是"含西药组分的中成药"。珍菊降压片所含降压药成分是盐酸可乐定。因此，本题的正确答案为D。

102. 【试题答案】 D

【试题解析】本题考查要点是"含西药组分的中成药"。珍菊降压片除含盐酸可乐定成分外，还含有氢氯噻嗪。因此，本题的正确答案为D。

103. 【试题答案】 C

【试题解析】本题考查要点是"中西药的联合应用"。两种药在降压的同时都有排钾的作用，所以最常见的不良反应是低血钾。因此，本题的正确答案为C。

104. 【试题答案】 C

【试题解析】本题考查的要点是"常见病脉的脉象和主病"。实脉的脉象特点是脉来去俱盛，三部举按皆较大而坚实有力，是有力脉的总称。虚脉的脉象特点是三部脉举按皆无力，隐隐蠕动于指下，令人有一种软而空豁的感觉，是无力脉的总称。浮脉的脉象特点是

"举之有余，按之不足"。轻取即得，重取稍弱。洪脉的脉象特点是"洪脉极大，状如洪水，来盛去衰，滔滔满指"。迟脉的脉象特点是脉来迟慢，一息不足四至。因此，本题的正确答案是C。

105.【试题答案】　A

【试题解析】本题考查的要点是"常见病脉的脉象和主病"。浮脉的特点是脉象显现部位表浅。因此，本题的正确答案是A。

106.【试题答案】　C

【试题解析】本题考查的要点是"常见病脉的脉象和主病"。浮脉主表。因此，本题的正确答案是C。

107.【试题答案】　E

【试题解析】本题考查的要点是"常见病脉的脉象和主病"。浮而有力为表实，浮而无力是表虚。因此，本题的正确答案是E。

108.【试题答案】　E

【试题解析】本题考查的要点是"气的分布"。宗气的生理功能是上走息道以行呼吸，贯注心脉以行气血。元气的生理功能是推动和促进人体的生长发育，温煦和激发各脏腑、经络等组织器官的生理活动。卫气的生理功能有三个方面：一是护卫肌表，防御外邪入侵；二是温养脏腑、肌肉、皮毛等；三是调节控制汗孔的开阖和汗液的排泄，以维持体温的相对恒定。因此，本题的正确答案是E。

109.【试题答案】　C

【试题解析】本题考查的要点是"气的功能"。推动作用：气是活动能力极强的精微物质，对人体生长发育、各脏腑组织器官的功能活动、血液的循行、津液的生成输布和排泄等，均能发挥激发和推动作用。温煦作用：气的运动是人体热量的来源。防御作用：气具有防御和抵抗各种邪气的功能。固摄作用：主要是对精、血、津液等物质具有防止其无故流失，以及维护脏腑器官各自位置的相对恒定等作用。气化作用：是体内物质代谢的过程，即是精、气、血、精液等物质的新陈代谢及相互转化。因此，本题的正确答案是C。

110.【试题答案】　E

【试题解析】本题考查的要点是"气的功能"。推动作用：气是活动能力极强的精微物质，对人体生长发育、各脏腑组织器官的功能活动、血液的循行、津液的生成输布和排泄等，均能发挥激发和推动作用。温煦作用：气的运动是人体热量的来源。防御作用：气具有防御和抵抗各种邪气的功能。固摄作用：主要是对精、血、津液等物质具有防止其无故流失，以及维护脏腑器官各自位置的相对恒定等作用。气化作用：是体内物质代谢的过程，即是精、气、血、精液等物质的新陈代谢及相互转化。因此，本题的正确答案是E。

四、多项选择题

111.【试题答案】　BDE

【试题解析】本题考查要点是"表里辨证"。表里辨证是辨别病变部位和病势趋向的一种辨证方法。一般来说，病在皮毛、肌腠、部位浅在者属表证；病在脏腑、血脉、骨髓、部位深在者属里证。因此，本题的正确答案为BDE。

112. 【试题答案】 BCDE

【试题解析】本题考查要点是"五行学说的临床应用"。根据五行相生规律确定的治则治法有滋水涵木法、金水相生法、培土生金法、益火补土法。因此，本题的正确答案为BCDE。

113. 【试题答案】 CD

【试题解析】本题考查要点是"闻诊"。呃逆，俗称"打呃"。呃声高亢而短，响亦有力，多属实热；呃声低沉而长，气弱无力，多属虚寒。日常的打呃，呃声不高不低，无其他不适，多为食后偶然触犯风寒，或因咽食急促所致，不属病态；若久病胃气衰败，出现呃逆，声低无力，则属危症。因此，本题的正确答案为CD。

114. 【试题答案】 ABCE

【试题解析】本题考查要点是"中药特殊煎服法"。特殊煎药方法包括先煎、后下、包煎、烊化（溶化）、另煎、兑服、冲服和煎汤代水。因此，本题的正确答案为ABCE。

115. 【试题答案】 ABCDE

【试题解析】本题考查要点是"正治"。正治主要包括四种：寒者热之：是指寒性病证出现寒象，用温热方药来治疗，即以热药治寒证。如表寒证用辛温解表方药，里寒证用辛热温里方药治疗等。热者寒之：是指热性病证出现热象，用寒凉方药来治疗，即以寒药治热证。如表热证用辛凉解表方药，里热证用苦寒清里方药治疗等。虚则补之：是指虚损性病证出现虚象，用具有补益作用的方药来治疗，即以补益药治虚证。如阳虚用温阳的方药；阴虚用滋阴的方药；气虚用补气的方药；血虚用补血的方药等。实则泻之：是指实性病证出现实象，用攻逐邪实的方药治疗，即以攻邪泻实方药治实证。如水饮停留用逐水的方药；食滞胃脘用消食导滞的方药；瘀血用活血化瘀的方药；气滞用理气行滞的方药等。因此，本题的正确答案为ABCDE。

116. 【试题答案】 BDE

【试题解析】本题考查要点是"患者用药咨询"。药师承接咨询的内容广泛多样，患者咨询的内容中，药品名称包括通用名、商品名、别名。因此，本题的正确答案为BDE。

117. 【试题答案】 ABCDE

【试题解析】本题考查要点是"壮骨关节丸的不良反应"。壮骨关节丸的不良反应包括皮疹、瘙痒、恶心、呕吐、腹痛、腹泻、胃痛、血压升高、肝损害。在不良反应的报告中，胆汁淤积型肝炎例数有一定比例。因此，本题的正确答案为ABCDE。

118. 【试题答案】 BC

【试题解析】本题考查要点是"中成药的贮存和养护"。胶囊遇热易软化、粘连，因此贮存温度不宜超过30℃，且过于干燥又易脆裂，故应置于室内阴凉干燥处。栓剂的基质是可可豆油或甘油明胶一类低熔点的物质，遇热容易软化变形，故除另有规定外，应在30℃以下密闭贮存，可防止因受热、受潮而变形、发霉、变质。因此，本题的正确答案为BC。

119. 【试题答案】 ABCDE

【试题解析】本题考查要点是"微波干燥养护法的优点"。微波干燥养护的优点：①干燥迅速。②产品质量好。③加热均匀。④热效率高。⑤反应灵敏。因此，本题的正确答案为ABCDE。

120. 【试题答案】 BCE

【试题解析】本题考查要点是"中医内科病证的辨证论治——虚劳"。此患者为虚劳，证属血虚，所以宜选用的中成药有：归芪口服液、再造生血片、薯蓣丸。因此，本题的正确答案为BCE。

中药学综合知识与技能

临考冲刺模拟试卷（二）

一、**最佳选择题**（每题1分，共40题，共40分）下列每小题的四个选项中，只有一项是最符合题意的正确答案，多选、错选或不选均不得分。

1. 根据七情内伤致病的理论，惊可导致（　　）
   A. 气上　　　　　　　　　B. 气结
   C. 气消　　　　　　　　　D. 气下
   E. 气乱

2. 关于硫黄的贮藏，说法错误的是（　　）
   A. 必须按照消防管理要求，贮藏在安全的地点
   B. 在夏天，应防止自燃
   C. 空气要流通
   D. 防止自燃方法主要是药材应干燥
   E. 层层堆置重压，堆置层间可无限制

3. 称为"华盖"的脏是（　　）
   A. 肝　　　　　　　　　　B. 心
   C. 脾　　　　　　　　　　D. 肾
   E. 肺

4. 神志不清，语言重复，时断时续，声音低弱的是（　　）
   A. 郑声　　　　　　　　　B. 癫证
   C. 谵语　　　　　　　　　D. 狂证
   E. 失音

5. 根据中医理论，"症""证""病"含义不同，下列表述中属于"证"的是（　　）
   A. 胸痹　　　　　　　　　B. 心悸
   C. 气虚血瘀　　　　　　　D. 胸胁胀满
   E. 胸痛彻背

6. 可参考喘证辨证论治的西医疾病是（　　）
   A. 上呼吸道感染　　　　　B. 多种神经症
   C. 慢性肾脏疾病　　　　　D. 肺源性心脏病
   E. 胃食管反流病

7. 标病本病并重时应采用的治疗原则是（　　）
   A. 正治与反治　　　　　　B. 急则治其标
   C. 缓则治其本　　　　　　D. 扶正祛邪

E. 标本兼治

8. 下列中成药中属妊娠禁用的是( )
   A. 牛黄上清丸   B. 附子理中丸
   C. 安宫牛黄丸   D. 舒肝丸
   E. 梅花点舌丸

9. 安排饮片斗谱时，不能排于一斗或上下药斗中的是( )
   A. 麻黄与桂枝   B. 陈皮与青皮
   C. 乌头与天花粉   D. 酸枣仁与远志
   E. 板蓝根与大青叶

10. 某男，49岁。虚烦失眠，心悸健忘，手足心热，头晕耳鸣，腰酸梦遗，舌红，无苔，脉细数。中医辨证是( )
    A. 心阴虚   B. 心火亢盛
    C. 心肾不交   D. 心脾两虚
    E. 肝肾阴虚

11. 正常人每日排出的尿液中，水分占( )
    A. 50%   B. 75%
    C. 97%   D. 98%
    E. 99%

12. 某女，29岁。小便频数短涩，灼热刺痛，尿色黄赤，少腹拘急胀痛，发热，口苦，大便秘结，舌红，苔黄腻，脉滑数。宜采用的治法是( )
    A. 清热利湿通淋   B. 清热养阴生津
    C. 清热排石通淋   D. 滋补肝肾利尿
    E. 补肾健脾利湿

13. 五行中说明一事物对另一事物具有促进、助长、资生作用的为( )
    A. 相生关系   B. 相乘关系
    C. 相克关系   D. 相侮关系
    E. 不正常的相克关系

14. 足三阳经的走向规律是( )
    A. 从手走头   B. 从足走胸
    C. 从足走腹   D. 从头走足
    E. 从胸走手

15. 某男，38岁。因口腔溃疡、疼痛明显来医院就诊，兼见口渴、心烦、小便短赤、大便干结；查体口腔黏膜多处溃疡，基底覆以黄苔，周围黏膜色红；舌红，苔黄腻，脉数有力。宜选用的中成药是( )
    A. 加味逍遥丸   B. 当归龙荟丸
    C. 清胃黄连丸   D. 连蒲双清片
    E. 口炎清颗粒

16. 头部突然出现片状脱发，多属( )

A. 热证   B. 寒证
C. 肾虚   D. 血虚受风
E. 精血不足

17. 浸泡饮片时，一般水量应高于药面（ ）
   A. 1～2cm   B. 2～4cm
   C. 3～5cm   D. 5～8cm
   E. 6～10cm

18. 最早的一部中医典籍是（ ）
   A. 《神农本草经》   B. 《伤寒论》
   C. 《黄帝内经》   D. 《温疫论》
   E. 《诸病源候论》

19. 中西药联用得当、合理，相互为用，可取长补短，使疗效增强，病程缩短，药物的毒副作用减少。具有协同增效作用的中西药联用药组是（ ）
   A. 四逆汤与地高辛   B. 磁朱丸与诺氟沙星
   C. 急支糖浆与地高辛   D. 参茸片与格列本脲
   E. 健胃消食片与红霉素

20. 某男，32 岁。因银屑病来医院就诊，医师辨证为血虚风燥，开具的处方有土茯苓、半枝莲、龙葵、生地黄、当归、白芍、徐长卿、牡丹皮、紫草、水牛角、炒槐花、北豆根、生侧柏、白鲜皮、地肤子、鬼箭羽。煎煮时需要后下的饮片是（ ）
   A. 牡丹皮   B. 徐长卿
   C. 土茯苓   D. 炒槐花
   E. 白鲜皮

21. 密杂吉（气质）学说（ ）
   A. 包括 8 种正常气质（热、湿、寒、干、干热、湿热、湿寒、干寒）和 8 种异常气质
   B. 包括 4 种正常体液（胆汁质、血液质、黏液质、黑胆质）和 4 种异常气质
   C. 包括生命力、精神力（12 种）和自然力
   D. 包括说明健康必要的 8 种条件
   E. 包括七诊（除了望、闻、问、切以外，还有尿诊、便诊和痰诊），其中对脉诊、尿诊较为重视

22. 白细胞分类计数参考值错误的是（ ）
   A. 中性粒细胞绝对值（2.0～7.0）×10^9/L，百分数 50%～70%
   B. 嗜酸性粒细胞绝对值（0.02～0.5）×10^9/L，百分数 0.5%～5%
   C. 嗜碱性粒细胞绝对值＜0.1×10^9/L，百分数 0～1%
   D. 淋巴细胞绝对值（0.8～4.0）×10^9/L，百分数 20%～40%
   E. 单核细胞绝对值（0.12～0.8）×10^9/L，百分数 3%～8%

23. 具有安神功能的藏药是（ ）
   A. 洁白丸   B. 八味沉香散
   C. 大月晶丸   D. 仁青芒觉

E. 仁青常觉

24. 燥邪伤人最易伤及人体的哪个脏腑( )
    A. 心 B. 肝
    C. 脾 D. 肺
    E. 肾

25. 临床使用清开灵注射液应特别监护的严重不良反应是( )
    A. 过敏性休克 B. 肝损害
    C. 骨髓抑制 D. 肾损害
    E. 脑卒中

26. 处方一般当日有效，特殊情况下有效期可以延长，但是最长不得超过( )
    A. 2 天 B. 3 天
    C. 5 天 D. 7 天
    E. 10 天

27. 中药炮制品贮存环境的相对湿度最好控制在( )
    A. 45%~55% B. 35%~55%
    C. 35%~65% D. 35%~75%
    E. 35%~85%

28. 用低温养护法，梅雨季节来临时，贮存中药饮片温度宜为( )
    A. -4~-8℃ B. 0~10℃
    C. 2~10℃ D. 4~10℃
    E. 4~8℃

29. 某男，大便下血，血色暗淡，四肢不温，面色萎黄，舌淡苔白，脉沉细无力。辨证为便血，脾胃虚寒证，医师处以黄土汤加减。方中宜煎汤代水的中药是( )
    A. 阿胶 B. 甘草
    C. 制附子 D. 灶心土
    E. 地黄

30. 《神农本草经》是现存最早的本草学专著，载药365种，包括( )
    A. 上品120种，中品125种，下品120种
    B. 上品125种，中品120种，下品120种
    C. 上品120种，中品120种，下品125种
    D. 上品120种，中品115种，下品130种
    E. 上品115种，中品130种，下品120种

31. 某男，69岁。因肛门有脱出物且大便带血到医院就诊。患者常年肛门松弛，时有痔核脱出，需手法还纳，便血色淡，面白，乏力，纳呆，舌淡，边有齿痕，脉弱。宜选用的方剂是( )
    A. 槐花散加减 B. 补中益气汤加减
    C. 脏连丸加减 D. 止痛如神汤加减
    E. 凉血地黄汤加减

32. 某女，妊娠6周。胎动不安，阴道少量下血。中医辨证属冲任不固。处方：党参30g，白术10g，黄芪15g，天山雪莲6g，沙苑子20g，续断15g，桑寄生15g，阿胶15g。药师审方发现该方有妊娠禁忌的中药是（   ）
   A. 天山雪莲   B. 白术
   C. 黄芪   D. 续断
   E. 沙苑子

33. 诊断心肌坏死最敏感的首选标志物是（   ）
   A. 血清CK-BB   B. 血清肌钙蛋白Ⅰ
   C. 血清CK-BB   D. 血清CK-MM
   E. 血清肌酸激酶

34. 对于严重罕见的药品不良反应，报告最迟不超过（   ）
   A. 5个工作日   B. 10个工作日
   C. 12个工作日   D. 13个工作日
   E. 15个工作日

35. 处方直接写蔓荆子，应调配为（   ）
   A. 麸炒品   B. 烫制品
   C. 清炒品   D. 煅制品
   E. 生品

36. 下列各中成药中，联合用药合理的是（   ）
   A. 更衣丸与消瘿丸   B. 蛇胆川贝液与人参再造丸
   C. 金匮肾气丸与牛黄解毒片 D. 心痛口服液与通宣理肺丸
   E. 乌鸡白凤丸与香砂六君子丸

37. 乳香面存放时，应放在加盖的瓷罐中，是为了（   ）
   A. 防恶劣的气味   B. 防灰尘污染
   C. 防意外事故   D. 防挥发
   E. 配伍禁忌

38. 与剂量无关的不良反应是（   ）
   A. 副作用   B. 毒性作用
   C. 首剂效应   D. 后遗作用
   E. 特异质反应

39. 按药物自然属性分类的首部本草学专著是（   ）
   A. 《新修本草》   B. 《神农本草经》
   C. 《本草纲目》   D. 《本草经集注》
   E. 《重修政和经史证类备急本草》

40. 可抑制胃蠕动及排空，延长某些药物在胃内滞留时间的中药是（   ）
   A. 玫瑰花   B. 旋覆花
   C. 金银花   D. 合欢花
   E. 洋金花

二、配伍选择题（每题1分，共60题，共60分）题目分为若干组，每组题目对应同一组备选项，备选项可重复选用，也可不选用。每题只有1个备选项最符合题意。

A. 通风干燥处 B. 避光阴凉处
C. 凉暗处　　 D. 密闭容器中
E. 阴暗处

41. 含糖分多的饮片，应贮存于（　）
42. 炒制后的种子类饮片，应贮存于（　）

A. 外感病因　　　　　B. 内伤病因
C. 其他病因　　　　　D. 内生五邪
E. 病理产物形成的病因

43. 水湿痰饮致病属于（　）
44. 劳逸致病属于（　）

A. 小青龙合剂　　　　B. 养阴清肺丸
C. 清气化痰丸　　　　D. 七味都气丸
E. 百合固金丸

45. 某男，78岁。喘促日久，呼多吸少，气不得续，动则喘甚，形瘦神疲，汗出肢冷；舌淡，苔薄，脉沉。宜选用的中成药是（　）
46. 某男，43岁。有慢性支气管炎病史，7日前因患感冒，现症状加重咳嗽气粗，胸部胀痛，痰黏稠色黄，胸中烦闷，身热，有汗，口渴喜冷饮，咽干面红尿赤，便秘，舌红，苔黄腻，脉滑数。宜选用的中成药是（　）
47. 某女，35岁。受凉后出现喘咳气逆，呼吸急促，胸部胀闷，痰多色白稀薄而带泡沫，兼头痛鼻塞，无汗，恶寒，发热，舌苔薄白而滑，脉浮紧。宜选用的中成药是（　）

某男，75岁。近日入睡困难，心烦，口干，舌燥，小便短赤，大便干燥，舌尖红，脉数。医师诊断为不寐，证属心火炽盛，治以清心泻火。开具的处方为黄连、生地黄、当归、生大黄、甘草、珍珠母、羚羊角粉。执业药师对患者进行煎药、服用方法的指导。

A. 后下　　　　　　　B. 对服
C. 包煎　　　　　　　D. 先煎
E. 冲服

48. 珍珠母应采用的方法是（　）
49. 生大黄应采用的方法是（　）
50. 羚羊角粉应采用的方法是（　）

A. 病去而体虚　　　　B. 病势好转或痊愈

C. 病势缠绵迁延而难愈　　　　D. 病势恶化，甚则死亡
E. 以上均不是

51. 邪盛正衰则（　　）
52. 正盛邪退则（　　）
53. 邪去正虚则（　　）
54. 正虚邪恋则（　　）

A. 六味地黄丸　　　　B. 薯蓣丸
C. 龟龄集　　　　　　D. 龟鹿二仙膏
E. 生脉饮

55. 老年人因脏腑生理功能衰退，常感体力不济，记忆力不如以前，想服用滋补药增强体质，但需辨证选药合理使用。阴阳两虚者宜用（　　）
56. 老年人因脏腑生理功能衰退，常感体力不济，记忆力不如以前，想服用滋补药增强体质，但需辨证选药合理使用。肾阴虚者宜用（　　）
57. 老年人因脏腑生理功能衰退，常感体力不济，记忆力不如以前，想服用滋补药增强体质，但需辨证选药合理使用。肾阳虚者宜用（　　）

A. 芒刺舌　　　　　　B. 瘦薄舌
C. 痿软舌　　　　　　D. 齿痕舌
E. 胖大舌

58. 根据中医望诊理论，热邪亢盛可见（　　）
59. 根据中医望诊理论，脾肾阳虚可见（　　）

A. 甘味　　　　　　　B. 酸味
C. 咸味　　　　　　　D. 苦味
E. 辛味

60. 有疏通作用，能治闭塞梗阻症的是（　　）
61. 能医治隆病及培根病、脂肪增多症，祛腐生肌，愈合伤口，使皮肤滋润光泽的是（　　）
62. 能开胃、驱虫、止渴、解毒，治疗赤巴病的是（　　）

A. 易发肿疡　　　　　B. 多夹湿
C. 善行而数变　　　　D. 易伤肺
E. 易伤阳气

63. 火邪具有的致病特点是（　　）
64. 暑邪具有的致病特点是（　　）
65. 湿邪具有的致病特点是（　　）

A. 咸味　　　　　　　B. 酸味

C. 苦味 D. 涩味
E. 油味

66. 维吾尔医具有开通阻塞、释化体液、散发物质、清理生辉、分化体液、洗净器官、防腐、热化作用的药味是( )
67. 维吾尔医具有浓化、固化、收化、敛化、粗化和寒化作用的药味是( )
68. 维吾尔医具有浓化、固化、敛化、干化、开胃、止泻和寒化器官作用的药味是( )

A. 钩藤 B. 海金沙
C. 人参 D. 鹿角霜
E. 阿胶

69. 中药汤剂煎煮时需后下的饮片是 ( )
70. 中药汤剂煎煮时需包煎的饮片是( )

A. 祛痰止咳颗粒与镇咳宁胶囊 B. 补中益气丸与桂附地黄丸
C. 血府逐瘀丸与妇科千金片 D. 附子理中丸与四神丸
E. 天王补心丹与朱砂安神丸

71. 因含有配伍禁忌中药而不宜合用的药组是 ( )
72. 因含有相同有毒中药而不宜合用的药组是 ( )

A. 在体合脉 B. 在体合筋
C. 在体合肌肉 D. 在体合骨
E. 在体合皮

73. 心与体的关系为( )
74. 肝与体的关系为( )
75. 肾与体的关系为( )
76. 肺与体的关系为( )

A. 医院药物不良反应监测组
B. 药物不良反应专家咨询委员会
C. 省、自治区、直辖市药品不良反应监测中心
D. 国家药品不良反应监测中心
E. 世界卫生组织的药物监测合作中心

77. 如生产厂家发现药品引起的可疑不良反应,应及时报告给( )
78. 如个人发现药品引起的可疑不良反应,应及时报告给( )
79. 如医务人员发现药品引起的可疑不良反应,应及时报告给( )

A. 肺 B. 心
C. 脾 D. 肝

E. 肾
80. 根据中医藏象理论，称为"贮痰之器"的脏是（   ）
81. 根据中医藏象理论，称为"生痰之源"的脏是（   ）

A. 中焦　　　　　　　　　　B. 下焦
C. 胸中　　　　　　　　　　D. 脉中
E. 脉外

82. 宗气生成并积聚于（   ）
83. 卫气分布在（   ）
84. 营气分布在（   ）

A. 痈　　　　　　　　　　　B. 疽
C. 疔　　　　　　　　　　　D. 疖
E. 斑

85. 范围较小，初起如粟如米，根脚坚硬，或麻或痒或木，顶白而痛者为（   ）
86. 发病局部范围较大，红肿热痛，根盘紧束者为（   ）
87. 见于外感热病，可点大成片，或红或紫，平铺于皮下，摸之不碍手者为（   ）
88. 起于浅表，形小而圆，红肿热痛不甚，化脓即软者为（   ）

A. <5.20mmol/L　　　　　　B. <5.81mmol/L
C. 5.18~6.20mmol/L　　　　D. >6.21mmol/L
E. ≥6.22mmol/L

89. 为总胆固醇合适水平的是（   ）
90. 为总胆固醇边缘水平的是（   ）

三、综合分析选择题（每题1分，共10题，共10分）题目分为若干组，每组题目基于同一个临床情景病例、实例或案例的背景信息逐题展开。每题的备选项中，只有1个最符合题意。

某女，32岁。口舌生疮，烦躁焦虑，口干舌燥，小便短赤。舌尖红，苔薄黄，脉数。

91. 口舌生疮，舌尖红，病位在（   ）
    A. 心　　　　　　　　　　B. 肝
    C. 胃　　　　　　　　　　D. 肺
    E. 肾

92. 脉数主病是（   ）
    A. 虚证　　　　　　　　　B. 阴证
    C. 热证　　　　　　　　　D. 寒证
    E. 表证

某患儿，5岁。体弱多病，近日口臭、便秘，家长希望用中药调理。请根据就诊情况选择用药。

93. 初诊见其舌苔黄腻，脉滑，治宜选用的中药是（   ）
    A. 太子参、黄精　　　　　　　　B. 藿香、薏苡仁
    C. 黄芪、党参　　　　　　　　　D. 菟丝子、肉苁蓉
    E. 补骨脂、熟地黄

94. 经一段时间调理，患儿症状有所改善但仍觉神疲乏力，易感冒，多汗，舌质淡，此时宜选用的中药是（   ）
    A. 黄芪、太子参　　　　　　　　B. 陈皮、茯苓
    C. 藿香、薏苡仁　　　　　　　　D. 白扁豆、稻芽
    E. 白芍、稻芽

某男，50岁。咳嗽咳痰2周，痰黄黏稠，伴发热，咽痛，头痛，舌红，苔薄黄，脉滑数。

95. 该患者应诊断为（   ）
    A. 头痛　　　　　　　　　　　　B. 喘证
    C. 咳嗽　　　　　　　　　　　　D. 发热
    E. 感冒

96. 该患者应辨为（   ）
    A. 风热犯肺　　　　　　　　　　B. 痰热郁肺
    C. 燥邪伤肺　　　　　　　　　　D. 风热感冒
    E. 风寒犯肺

97. 针对此证，应采用的治法是（   ）
    A. 辛凉清润，宣肺解表　　　　　B. 辛温解表，宣肺散寒
    C. 疏风清热，宣肺止咳　　　　　D. 疏散风寒，宣肺解表
    E. 宣肺解表，清热解毒

98. 治疗方剂应选用（   ）
    A. 荆防败毒散　　　　　　　　　B. 桑杏汤
    C. 银翘散　　　　　　　　　　　D. 杏苏散
    E. 桑菊饮

某女，35岁。因银屑病口服复方青黛丸，每日3次，每次6g。服药23天后，出现乏力、恶心、腹胀、纳差。检查结果显示患者肝功能异常，临床诊断为药物性肝损伤。排除了其他因素后，停用复方青黛丸，肝功能逐步恢复正常。查阅患者病历，患者2年前服用该药20天，也曾出现相同症状。

99. 该患者肝功能异常的不良反应与复方青黛丸之间的因果关系应评价为（   ）
    A. 很可能　　　　　　　　　　　B. 可能
    C. 可能无关　　　　　　　　　　D. 肯定

E. 无法评价

100. 复方青黛丸常见的不良反应不包括（   ）
　　A. 头晕　　　　　　　　　　B. 腹痛腹泻
　　C. 肾功能损伤　　　　　　　D. 胃肠道出血
　　E. 肝功能异常

5岁幼儿嗜食坚果，某日该儿童出现眩晕、恶心、呕吐等症状来医院就医。来医院后病情继续恶化，出现神志改变，惊厥。查体：瞳孔散大，对光反射迟钝。询问家长得知，患儿发病前服用过某种坚果。

101. 结合病情，医师推测患儿可能因误食某种坚果中毒，误食的坚果是（   ）
　　A. 桃仁　　　　　　　　　　B. 榛子
　　C. 苦杏仁　　　　　　　　　D. 松子
　　E. 甜杏仁

102. 若医师诊断正确，患儿病情又进一步发展，可能出现的严重后果是（   ）
　　A. 黏膜出血　　　　　　　　B. 呼吸麻痹
　　C. 中毒性肝炎　　　　　　　D. 急性肾衰竭
　　E. 中毒性休克

某中药贮藏仓库例行检查各类药材贮藏情况时，发现大批根茎类药材表面发毛，部分药材气味散失。

103. 下列霉菌中可产生毒素的是（   ）
　　A. 绿霉菌　　　　　　　　　B. 云白菌
　　C. 蓝霉菌　　　　　　　　　D. 灰黄霉菌
　　E. 黑酵菌

104. 霉菌易萌发的相对湿度是（   ）
　　A. 60%以上　　　　　　　　B. 65%以上
　　C. 70%以上　　　　　　　　D. 75%以上
　　E. 80%以上

某女，25岁。月经延迟，小腹胀痛拒按，经血量少，血色紫暗有块，经行不畅，经前胸胁、乳房胀痛，饮食可，二便调；舌暗，苔白，脉弦。

105. 根据中医诊法理论与实践，本病例所见小腹胀痛，经前胸胁、乳房胀痛的病机分析是（   ）
　　A. 气虚　　　　　　　　　　B. 气滞
　　C. 血虚　　　　　　　　　　D. 血瘀
　　E. 气逆

106. 四诊合参，本病例的中医辨证是（   ）
　　A. 气滞血瘀　　　　　　　　B. 阳虚内寒

C. 瘀血阻络　　　　　　　　D. 寒滞肝脉
E. 寒凝气滞

某女，36岁。平素汗出较多易患感冒；因近日鼻塞不通、常流脓涕、前额头痛等不适症状就诊。医师诊断为鼻渊，辨证为风热蕴肺兼表虚不固，开具饮片处方如下：

```
就诊卡号：×××××                              就诊科室：中医科门诊
姓名：×××        性别：女       年龄 36      费别：医保
临床诊断：   黄芪 15g        炒苍耳子 15g        青蒿 10g
鼻渊        炒白术 15g       防风 10g            白芷 12g
            辛夷(包煎)10g    黄芩 12g            薄荷(后下)5g
            菊花 10g         龙胆草 9g           甘草 6g
                    7剂，水煎服
                                                医师签名（签章）：×××
                                                            ×××年×月×日
```

107. 该患者服用7剂后，出现恶心、呕吐、食少等症状，相关检查显示血ALT、AST显著升高，处方中最可能引起该不良反应的中药是（　　）
    A. 黄芩　　　　　　　　　　B. 苍耳子
    C. 龙胆草　　　　　　　　　D. 白芷
    E. 青蒿

108. 中药中引起肝损伤的主要化学物质属于（　　）
    A. 毒蛋白类　　　　　　　　B. 多肽类
    C. 黄酮类　　　　　　　　　D. 生物碱类
    E. 萜类

某女，56岁，因患类风湿关节炎，服用壮骨关节丸，每日服2次，每次6g。服药月余后，出现纳差、乏力、尿黄如浓茶色、皮肤黄染瘙痒、大便呈灰白色。遂入院治疗。入院后进行各项检查。化验检查：ALT 316U/L，AST119U/L，ALP 276U/L，GGT 231U/L，TBiL 171μmol/L，DBiL 105μmol/L，各种肝炎病毒学标志物检测均呈阴性。医师综合分析病情，考虑系药物不良反应，给予系统治疗。

109. 根据上述临床资料，该患者发生的不良反应是（　　）
    A. 消化性溃疡　　　　　　　B. 病毒性肝炎
    C. 急性胰腺炎　　　　　　　D. 胆汁淤积型肝炎
    E. 急性胆囊炎

110. 上述病例提示，为避免或减少壮骨关节丸不良反应的发生，在患者用药前，药师应进行用药指导，重点强调服药疗程、间隔时间及相关检查。关于该药服用方法的描述，正确的是（　　）
    A. 疗程30天，间隔5天　　　B. 疗程30天，间隔15天

C. 疗程 30 天，间隔 7 天　　　　D. 疗程 60 天，间隔 7 天
E. 疗程 60 天，间隔 15 天

四、多项选择题（每题 1 分，共 10 题，共 10 分）下列每小题的备选答案中，有两个或两个以上符合题意的正确答案，多选、少选、错选、不选均不得分。

111. 下列哪项属于正常脉象（　　）
    A. 一息脉来五至　　　　　　　B. 脉象和缓有力
    C. 从容有节　　　　　　　　　D. 不快不慢
    E. 有神，有胃，有根

112. 正常舌象包括（　　）
    A. 舌色淡红　　　　　　　　　B. 舌淡少苔
    C. 舌苔薄白　　　　　　　　　D. 舌活动自如
    E. 舌体柔软

113. 藏医在配方时所用的配伍方法有（　　）
    A. 随意配方　　　　　　　　　B. 按药物部位配方
    C. 按味配方　　　　　　　　　D. 按化味配方
    E. 按性、效配方

114. 因富含鞣质，与乳酶生等含酶制剂联用时会产生抑酶作用的中药有（　　）
    A. 诃子　　　　　　　　　　　B. 麻黄
    C. 地榆　　　　　　　　　　　D. 女贞子
    E. 山茱萸

115. 某女，45 岁。自觉畏寒，腰膝冷痛，面白，舌淡，脉沉迟。辨证为阳虚证，可采用的治法有（　　）
    A. 阳病治阴　　　　　　　　　B. 阳中求阴
    C. 阴阳双补　　　　　　　　　D. 阴病治阳
    E. 阴中求阳

116. 土的特性有（　　）
    A. 土载四行　　　　　　　　　B. 五色中的赤
    C. 土有种植和收获农作物的作用　D. 土可以生化、承载、受纳事物
    E. 有温热、升腾作用

117. 含汞类对肾功能有影响的中成药有（　　）
    A. 天王补心丹　　　　　　　　B. 安神补脑丸
    C. 人参再造丸　　　　　　　　D. 大活络丹
    E. 苏合香丸

118. 老年慢性病患者长期服用中药应注意的事项有（　　）
    A. 从最小剂量开始服药
    B. 辨证用药，严格掌握适应病证

C. 对体质较弱的患者不随意加药
D. 服用多种药物时，注意药物相互作用，间隔服药
E. 为增强疗效，可加大服用剂量，并坚持长期服用

119. 下列属于偏阴质的人的表现有（　　）
    A. 胆小易惊　　　　　　　　B. 形体适中或偏胖
    C. 精力偏弱　　　　　　　　D. 动作迟缓
    E. 食量较小

120. 中药饮片斗谱的编排是否科学、合理，直接影响配方效率和质量。处方中常以药对出现可放于同一斗中的饮片有（　　）
    A. 射干、北豆根　　　　　　B. 盐杜仲、盐续断
    C. 姜半夏、淡附片　　　　　D. 羌活、独活
    E. 知母、浙贝母

模拟试卷（二）参考答案及解析

一、最佳选择题

1. 【试题答案】　E

   【试题解析】本题考查要点是"七情内伤"。惊则气乱。因此，本题的正确答案为E。

2. 【试题答案】　E

   【试题解析】本题考查要点是"中药饮片的贮存要求"。易燃的硫黄、火硝等，必须按照消防管理要求，贮藏在安全的地点。在夏天，应防止自燃。引发自燃的原因主要是含油脂的药材，层层堆置重压，中央产生热量散不出，局部温度增高所致。防止自燃方法主要是药材应干燥，空气要流通，堆置层间不能太高。因此，本题的正确答案为E。

3. 【试题答案】　E

   【试题解析】本题考查要点是"肺的生理功能"。肺居胸腔，左右各一，上接气管、喉咙，与鼻相通。在诸脏腑中，肺位最高，故称"华盖"。因此，本题的正确答案为E。

4. 【试题答案】　A

   【试题解析】本题考查要点是"闻诊"。"言为心声"，语言错乱多属于心的病变。神志不清，语言重复，时断时续，声音低弱的，是郑声。因此，本题的正确答案为A。

5. 【试题答案】　C

   【试题解析】本题考查要点是"辨证论治"。胸痹、心悸均是疾病，胸胁胀满、胸痛彻背均属于症状，因此，本题的正确答案为C。

6. 【试题答案】　D

   【试题解析】本题考查要点是"常见病辨证论治——喘证"。喘证的概述，西医学的肺炎、支气管炎、肺气肿、肺源性心脏病、心源性心脏病以及癔症等发生呼吸困难时，可参考喘证内容论治。因此，本题的正确答案为D。

7. 【试题答案】 E

【试题解析】本题考查要点是"治标与治本"。正治是逆其证候性质而治的一种常用治疗法则。反治是顺从疾病假象而治的一种治疗方法。在疾病的发展过程中出现严重的并发症，标病甚急，若不及时解决，将危及患者的生命或影响本病的治疗时，应采取"急则治其标"的法则，先治其标病，后治其本病。缓则治其本是指在一般情况下治病必须抓住疾病的本质，解决其根本矛盾，进行针对根本原因的治疗，此对慢性病或急性病恢复期有重要指导意义。扶正是指扶助正气，增强体质，提高机体抗邪能力；祛邪是指祛除病邪，使邪去正安。标本兼治是指标病本病并重，则应标本兼治。因此，本题的正确答案为E。

8. 【试题答案】 E

【试题解析】本题考查要点是"妊娠禁用的中成药"。《中国药典》收载的妊娠禁用、忌用的主要品种有二十七味定坤丸、十一味能消丸、十二味翼首散、十香返生丸、十滴水、十滴水软胶囊、七厘胶囊（散）、人参再造丸、九气拈痛丸、九分散、九味肝泰胶囊、九制大黄丸、三七片、三七伤药片（胶囊、颗粒）、三七血伤宁胶囊、三两半药酒、大七厘散、大川芎口服液、大黄清胃丸、大黄䗪虫丸、山楂化滞丸、小金丸（片、胶囊）、小活络丸、马钱子散、开胸顺气丸（胶囊）、天菊脑安胶囊、天麻祛风补片、天舒胶囊、云南白药（胶囊）、云香祛风止痛酊、木瓜丸、木香槟榔丸、五味麝香丸、比拜克胶囊、止咳宝片、止痛化癥胶囊（片）、止痛紫金丸、少腹逐瘀丸、中华跌打丸、牛黄至宝丸、牛黄消炎片、牛黄清宫丸、牛黄解毒丸（片、软胶囊、胶囊）、片仔癀（胶囊）、化癥回生片、丹桂香颗粒、丹䗪片、风湿马钱片、风湿定片、风湿骨痛胶囊、风寒双离拐片、乌梅丸、六味安消散（胶囊）、六味香连胶囊、心宁片、心脑康胶囊、心脑宁胶囊、心脑静片、心通口服液、心舒胶囊、玉泉胶囊（颗粒）、玉真散、龙泽熊胆胶囊、平消片（胶囊）、白蚀丸、瓜霜退热灵胶囊、冯了性风湿跌打药酒（禁内服、忌擦腹部）、地榆槐角丸、再造丸、西黄丸、当归龙荟丸、伤痛宁片、华佗再造丸、血府逐瘀胶囊（丸、口服液）、血美安胶囊、血栓心脉宁胶囊（片）、壮骨关节丸、壮骨伸筋胶囊、庆余辟瘟丹、关节止痛膏、安宫止血颗粒、如意定喘片、妇炎康片、妇科千金胶囊、妇科通经丸、红灵散、坎离砂、花红胶囊、芪冬颐心颗粒（口服液）、芪蛭降糖胶囊、克咳片、克痢痧胶囊、苏合香丸、医痫丸、疰瘵颗粒（片）、抗宫炎胶囊、抗栓再造丸、利胆排石片（颗粒）、利膈丸、伸筋丹胶囊、伸筋活络丸、肛泰软膏、龟龄集、沈阳红药胶囊、补肾益脑丸、灵宝护心丹、尿塞通片、阿魏化痞膏、附桂骨痛片（胶囊、颗粒）、纯阳正气丸、肾炎康复片、肾衰宁胶囊、国公酒、季德胜蛇药片、金佛止痛丸、金黄利胆胶囊、金蒲胶囊、乳块消片（胶囊、颗粒）、乳疾灵颗粒、乳癖散结胶囊、周氏回生丸、治伤胶囊、治咳川贝枇杷滴丸、参附强心丸、茵芪肝复颗粒、荡石胶囊、按摩软膏、胃肠复元膏、骨友灵搽剂、骨折挫伤胶囊、骨刺丸、骨刺宁胶囊、复方牛黄消炎胶囊、复方牛黄清胃丸、复方珍珠散、复方夏天无片、复方益肝丸、保妇康栓、追风透骨丸、独圣活血片、养血荣筋丸、活血止痛散、宫瘤清胶囊、冠心苏合丸、祛风止痛片、祛伤消肿酊、神香苏合丸、桂枝茯苓胶囊、根痛平颗粒、脑立清丸（胶囊）、狼疮丸、益心丸、益母丸、益母草口服液（颗粒、膏）、消肿止痛酊、消络痛片（胶囊）、消渴灵片、消糜栓、调经止痛片、通天口服液、通心络胶囊、通幽润燥丸、通窍镇痛散、通痹片、桑葛降脂丸、梅花点舌丸、控涎丸、银屑灵膏、得生丸、麻仁润肠丸、痔康片、清宁丸、清泻丸、清眩治瘫丸、清脑降压片（胶囊、颗粒）、清淋颗粒、颈复康颗粒、紫金锭、紫雪散、暑症片、跌打丸、跌打活血散、舒筋丸、舒筋活血定痛散、痧药、痛经丸、疏风定痛丸、暖脐膏、腰痛丸（片）、腰痛宁胶囊、腰痹通胶囊、瘀血痹胶囊（颗粒）、槟榔四消丸（大蜜丸、水丸）、鲜益母草胶囊、熊胆救心丸（熊胆救心丹）、醒脑再造胶囊、礞石滚痰丸、麝香风湿胶囊、麝香抗栓胶囊、麝香保心丸、麝香舒活搽剂（麝香舒活精）、麝香镇痛膏、蠲哮片。因此，本题的正确答案为E。

9.【试题答案】　C

【试题解析】本题考查要点是"饮片斗谱的安排"。常用药放在相连或同一个药斗里，A、B、D、E均可以。乌头类与半夏的各种炮制品、瓜蒌（瓜蒌皮、瓜蒌子、瓜蒌仁及天花粉）不能排于一斗或上下药斗中。因此，本题的正确答案为C。

10.【试题答案】　C

【试题解析】本题考查要点是"脏腑辨证"。心肾不交证临床常见虚烦失眠，心悸健忘，头晕耳鸣，咽干，腰膝酸软，多梦遗精，潮热盗汗，小便短赤，舌红无苔，脉细数。心阴虚，神失所养，故见虚烦失眠、心悸健忘。肾阴虚，则腰膝酸软。肾之阴精不足，不能上养清窍，故见头晕耳鸣。虚火内扰、精关不固，则多梦遗精。潮热盗汗、咽干、小便短赤、舌红无苔、脉细数，均属阴虚内热之象。一般以失眠伴见心火亢而肾水虚的症状为辨证要点。

11.【试题答案】　C

【试题解析】本题考查要点是"尿液中水分的含量"。尿液是人体泌尿系统排出的代谢废物，正常人每日排出尿液1000～3000mL；儿童每小时3～4mL/kg，其中97%为水分。因此，本题的正确答案为C。

12.【试题答案】　A

【试题解析】本题考查要点是"中医内科常见病的辨证论治——淋证"。热淋［症状］小便频数短涩，灼热刺痛，溺色黄赤，少腹拘急胀痛，或寒热，口苦，呕恶，或腰痛拒按，或大便秘结。舌红苔黄腻，脉滑数。［治法］清热利湿通淋。［方剂应用］八正散（木通、车前子、萹蓄、瞿麦、滑石、甘草梢、大黄、栀子、灯心草）加减。［中成药选用］八正合剂、热淋清颗粒、三金片、癃清片。

13.【试题答案】　A

【试题解析】本题考查要点是"五行的生克乘侮"。选项A相生，是指这一事物对另一事物具有促进、助长和资生的作用，由于五行之间存在着相互促进的联系，称之为五行相生。选项B相乘，是指五行中某"一行"对被克的"一行"克制太过，从而引起一系列的异常相克反应，也称为"过克"。选项C相克，是指这一事物对另一事物的生长和功能具有抑制和制约的作用，由于五行之间存在着相互抑制和制约的联系，称之为五行相克。选项D相侮，是指由于五行中的某"一行"过于强盛，对原来"克我"的"一行"进行反侮，所以反侮亦称反克。因此，本题的正确答案为A。

14. 【试题答案】 D

【试题解析】本题考查要点是"十二经脉的走向规律"。手三阴经,从胸走手;手三阳经,从手走头;足三阳经,从头走足;足三阴经,从足走腹。即手三阴经均起于胸中,从胸腔走向手指末端,交手三阳经;手三阳经均起于手指,从手指末端走向头面部,交足三阳经;足三阳经均起于头面部,从头面部走向足趾末端,交足三阴经;足三阴经均起于足趾,从足趾走向腹腔、胸腔,交手三阴经。因此,本题的正确答案为D。

15. 【试题答案】 C

【试题解析】本题考查要点是"中医儿科五官科常见病的辨证论治——口疮"。口疮 - 心脾积热[症状]口腔黏膜溃疡,灼痛明显,常因过食煎炒辛辣或寐少而发,伴口渴心烦、失眠、小便短黄、大便秘结;检查见黏膜表面有黄白色假膜,周边红肿。舌红,苔黄或腻,脉数有力。[治法]清心泻脾,消肿止痛。[方剂应用]凉膈散(大黄、朴硝、栀子、黄芩、连翘、薄荷、甘草)加减。[中成药选用]内服清胃黄连片、万应胶囊、牛黄解毒丸(片、胶囊)、栀子金花丸、导赤丸、三黄片;外用口腔溃疡散、珠黄散、锡类散、桂林西瓜霜、复方珍珠散。

16. 【试题答案】 D

【试题解析】本题考查要点是"望头发"。发稀疏易落,或干枯不荣,多为精血不足之症;突然出现片状脱发,多属血虚受风;年少脱发,不属于肾虚,便属于血热。因此,本题的正确答案为D。

17. 【试题答案】 C

【试题解析】本题考查要点是"煎药程序"。煎煮中药时,为便于煎出有效成分,在煎煮前先加温水浸泡饮片,浸泡时间一般不少于30分钟,使药材充分吸收水分。加水量多少受饮片的重量、质地等影响,一般用水量以高出药面2~5cm为宜,第二煎则应酌减。因此,本题的正确答案为C。

18. 【试题答案】 C

【试题解析】本题考查要点是"传统文献"。《黄帝内经》又称《内经》,是最早的一部中医典籍,也是中医最重要的经典著作。因此,本题的正确答案为C。

19. 【试题答案】 A

【试题解析】本题考查要点是"中西药联用的举例"。木防己汤、茯苓杏仁甘草汤、四逆汤等与强心药地高辛等联用,可以提高疗效和改善心功能不全患者的自觉症状。

20. 【试题答案】 B

【试题解析】本题考查要点是"中药特殊煎服法"。后下的目的是为了缩短药物的煎煮时间,减少药物因煎煮时间过久所造成的成分散失。一般来说,在其他群药文火煎煮15~20分钟后,放入需后下的饮片再煎煮5~10分钟即可。需要后下的药物有以下几类:①气味芳香类饮片。因其含挥发性成分故不宜煎煮时间过久,以免其有效成分散失,一般在其他群药煎好前5~10分钟入煎即可。如降香、沉香、薄荷、砂仁、白豆蔻、鱼腥草等。②久煎后有效成分易被破坏的饮片。一般在其他群药煎好前10~15分钟入煎即可。如钩藤、苦杏仁、徐长卿、生大黄、番泻叶等。

21. 【试题答案】 A

【试题解析】本题考查要点是"维吾尔医药基础知识——密杂吉（气质）学说"。密杂吉（气质）学说包括8种正常气质（热、湿、寒、干、干热、湿热、湿寒、干寒）和8种异常气质。因此，本题的正确答案为A。

22. 【试题答案】 B

【试题解析】本题考查要点是"白细胞分类计数"。①中性粒细胞绝对值（2.0~7.0）×10^9/L，百分数50%~70%。②嗜酸性粒细胞绝对值（0.05~0.5）×10^9/L，百分数0.5%~5%。③嗜碱性粒细胞绝对值<$0.1×10^9$/L，百分数0%~1%。④淋巴细胞绝对值（0.8~4.0）×10^9/L，百分数20%~40%。⑤单核细胞绝对值（0.12~0.8）×10^9/L，百分数3%~8%。因此，本题的正确答案为B。

23. 【试题答案】 B

【试题解析】本题考查要点是"藏药基础知识"。洁白丸具有健脾和胃、止痛止呕的作用；八味沉香散具有宁心安神功能；大月晶丸具有消炎解毒、和胃止痛、消食化痞功能；仁青芒觉具有解毒消炎、降水通淋、祛腐生肌、利尿消肿、滋补强身功能；仁青常觉具有消炎解毒、健脾和胃、活血消肿、止痛的作用。因此，本题的正确答案为B。

24. 【试题答案】 D

【试题解析】本题考查要点是"燥邪的致病特点"。燥易伤肺，因为肺为娇脏，喜润而恶燥，若湿盛则生痰停饮，燥盛则津伤。因此，本题的正确答案为D。

25. 【试题答案】 A

【试题解析】本题考查要点是"中药注射剂的不良反应——清开灵"。清开灵注射液的不良反应以各种类型过敏反应为主，严重过敏反应包括过敏性休克、急性喉头水肿、过敏性哮喘、过敏性间质性肾炎。因此，本题的正确答案为A。

26. 【试题答案】 B

【试题解析】本题考查要点是"处方审核的原则和要求"。处方一般以当日有效，特殊情况下需延长有效期的，由开具处方的医师注明有效期，但最长不得超过3天。因此，本题的正确答案为B。

27. 【试题答案】 D

【试题解析】本题考查要点是"环境因素对重要质量变异的影响"。一般炮制品的绝对含水量应控制在7%~13%，贮存环境的相对湿度应最好控制在35%~75%，当空气相对湿度达到75%，温度30℃，很多饮片都能逐渐吸收空气中的水分，而使本身含水量增加，导致霉变现象的产生，特别是含糖类、黏液质、淀粉类饮片更容易吸潮变质，如天冬、地黄等；一些粉末状药物也易吸潮粘连成块。因此，本题的正确答案为D。

28. 【试题答案】　　C

【试题解析】　本题考查要点是"低温养护法"。梅雨季节来临时，可将饮片贮藏于冷藏库中，温度以2~10℃为宜，不仅能防毒、防虫、防变色及走油，而且不影响药材品质。因此，本题的正确答案为C。

29. 【试题答案】　　D

【试题解析】　本题考查要点是"中药特殊煎服法"。煎汤代水的中药为灶心土，其他选项均为正常煎煮。因此，本题的正确答案为D。

30. 【试题答案】　　C

【试题解析】　本题考查要点是"主要本草典籍"。《神农本草经》简称《本经》《本草经》《神农本草》。托名神农氏撰，约成书于东汉时期（公元25~219年），非一时一人所作。全书共3卷，序例1卷。序例部分包括药物三品分类原则、君臣佐使配合、七情、四气五味、采造时月、真伪新陈、药性调剂宜忌、用药察源、毒药用法、用药大法、服药时间、大病之主等。载药365种。其分类原则是：上品120种，无毒，欲轻身益气，不老延年者；中品120种，无毒有毒斟酌其宜，欲遏病补虚羸者；下品125种，多毒，欲除寒热邪气，破积聚愈疾者。每药之下，阐述性味、功效主治、别名等。主治涉及内、外、妇、眼、耳、咽喉等科170余种病症。本书是最早的本草学专著，具有重要的科学价值和历史影响，为我国医药学四大经典著作之一。

31. 【试题答案】　　B

【试题解析】　本题考查要点是"中医外科常见病的辨证论治——痔"。痔-脾虚气陷［症状］肛门松弛，痔核脱出须手法复位，便血色鲜或淡，面白少华，少气懒言，纳少便溏。舌淡，边有齿痕，苔薄白，脉弱。［治法］补气升阳举陷。［方剂应用］补中益气汤（黄芪、人参、炙甘草、当归、陈皮、升麻、柴胡、白术）加减。

32. 【试题答案】　　A

【试题解析】　本题考查要点是"妊娠禁忌中药"。天山雪莲为妊娠禁忌中药。因此，本题的正确答案为A。

33. 【试题答案】　　B

【试题解析】　本题考查要点是"常用血液生化检查——血清肌钙蛋白Ⅰ"。血清肌钙蛋白Ⅰ为诊断心肌坏死最敏感的首选标志物。因此，本题的正确答案为B。

34. 【试题答案】　　E

【试题解析】　本题考查要点是"药品不良反应的报告程序"。我国《药品不良反应报告和监测管理办法》中要求对新的或严重的药品不良反应病例须用有效方式快速报告，必要时可以越级报告，最迟不超过15个工作日。因此，本题的正确答案为E。

35. 【试题答案】　　C

【试题解析】　本题考查要点是"处方应付"。处方直接写药名（或炒），应调配清炒品，如紫苏子、莱菔子、谷芽、麦芽、王不留行、酸枣仁、蔓荆子、苍耳子、牛蒡子、白芥子等。因此，本题的正确答案为C。

36.【试题答案】　E

【试题解析】本题考查要点是"功效不同的中成药配伍同用"。以乌鸡白凤丸为主药治疗妇女气血不足、月经失调，辅以香砂六君子丸，以开气血生化之源，增强主药的养血调经之功。因此，本题的正确答案为E。

37.【试题答案】　B

【试题解析】本题考查要点是"饮片斗谱安排"。熟地黄、龙眼肉、青黛、玄明粉、松花粉、生蒲黄、乳香面、没药面、儿茶面、血竭面等中药不宜放在一般的药斗内，而宜存放在加盖的瓷罐中，以保持清洁卫生，这是为了防止灰尘污染。因此，本题的正确答案为B。

38.【试题答案】　E

【试题解析】本题考查要点是"不良反应分类"。特异质反应指由于遗传因素机体产生的不良反应，为患者先天性代谢紊乱表现的特殊形式，即只有在接触某种药物后才表现出来的先天性代谢异常。因此，本题的正确答案为E。

39.【试题答案】　D

【试题解析】本题考查要点是"中药文献资料"。首部本草专著是《神农本草经》。《本草经集注》为按药物自然属性分类的首部本草学专著。因此，本题的正确答案为D。

40.【试题答案】　E

【试题解析】本题考查要点是"中西药联用的例举"。一些含生物碱的中药如麻黄、颠茄、洋金花、曼陀罗、莨菪等，可抑制胃蠕动及排空，延长红霉素、洋地黄类强心苷药物的滞留时间。因此，本题的正确答案为E。

二、配伍选择题

41~42.【试题答案】　A、D

【试题解析】本组题考查要点是"中药饮片的贮藏要求"。含糖分及黏液质较多的饮片，如肉苁蓉、熟地黄、天冬、党参等，应贮于通风阴凉处。种子类药材因炒制后增加了香气，如紫苏子、莱菔子、薏苡仁、扁豆等，若包装不坚固则易受虫害及鼠咬，故应密闭贮藏于缸、罐中。

43~44.【试题答案】　E、B

【试题解析】本组题考查要点是"病因"。痰和饮都是水液代谢障碍所形成的病理产物。劳逸失常，是过度劳累、过度安逸，导致疾病的发生，是内伤病的致病因素之一。

45~47.【试题答案】　D、C、A

【试题解析】本组题考查要点是"中医内科常见病的辨证论治——喘证、咳嗽"。喘证-肾不纳气［症状］喘促日久，呼多吸少，气不得续，动则喘甚，小便常因咳甚而失禁，或尿后淋沥，形瘦神疲，汗出肢冷，面唇青紫，或有跗肿，舌淡苔薄，脉沉弱；或见喘咳，面红烦躁，口咽干燥，足冷，汗出如油。舌红少津，脉细。［治法］补肾纳气。［方剂应用］

金匮肾气丸（桂枝、附子、熟地黄、山茱萸、山药、茯苓、牡丹皮、泽泻）合参蛤散（蛤蚧、人参）加减。咳嗽－痰热郁肺［症状］咳嗽气粗，痰多黄稠，烦热口干。舌红，苔黄腻，脉滑数。［治法］清热化痰肃肺。［方剂应用］清金化痰汤（黄芩、栀子、桔梗、麦冬、桑白皮、贝母、知母、瓜蒌仁、橘红、茯苓、甘草）加减。喘证－风寒闭肺［症状］喘咳气逆，呼吸急促，胸部胀闷，痰多色白稀薄而带泡沫，兼头痛鼻塞、无汗、恶寒、发热。舌苔薄白而滑，脉浮紧。［治法］宣肺散寒。［方剂应用］麻黄汤（麻黄、杏仁、桂枝、炙甘草）合华盖散（麻黄、杏仁、桑白皮、紫苏子、茯苓、陈皮）加减。

48～50．【试题答案】　D、A、E

【试题解析】本组题考查要点是"中药特殊煎服法"。矿物、动物骨甲类饮片，因其质地坚硬，有效成分不易煎出，故应打碎先煎20分钟，方可与其他药物同煎。如生蛤壳、生龙骨、生龙齿、生紫石英、生寒水石、生石决明、生珍珠母、生瓦楞子、鳖甲、龟甲、鹿角霜、生磁石、生牡蛎、生石膏、生赭石、自然铜等。久煎后有效成分易被破坏的饮片，一般在其他群药煎好前10～15分钟入煎即可。如钩藤、苦杏仁、徐长卿、生大黄、番泻叶等。一些用量少，贵细中药宜先研成粉末再用群药的煎液冲服，避免因与他药同煎导致其成分被药渣吸附而影响药效。如雷丸、蕲蛇、羚羊角、三七、琥珀、鹿茸、紫河车、沉香、金钱白花蛇等。

51～54．【试题答案】　D、B、A、C

【试题解析】本组题考查要点是"邪正盛衰的病机"。在疾病的发展过程中，邪正的消长盛衰变化决定病机、病证的虚实夹杂或转化。一般规律是，正盛邪退则病势好转或向愈，邪去正虚则病愈而体虚，正虚邪恋则病势缠绵迁延而难愈，邪盛正衰则病势恶化，甚则死亡。

55～57．【试题答案】　D、A、C

【试题解析】本组题考查要点是"老年人的中药应用"。老年人体虚，也有阴虚、阳虚、气虚、血虚和心、肝、脾、肺、肾等不同脏器虚衰之区别。阴虚选用清补型滋补剂，如生脉饮；偏于阳虚的应服用温补型滋补剂，如龟龄集；肾阴虚老人宜服用六味地黄丸；心脾两虚老人宜服人参归脾丸。

58～59．【试题答案】　A、E

【试题解析】本组题考查要点是"望诊"。①芒刺舌：若芒刺干燥多属热邪亢盛，且热愈盛芒刺愈多。根据芒刺的部位可分辨热邪所在脏腑，如舌尖有芒刺，多属心火亢盛；舌边有芒刺，多属肝胆火盛；舌中有芒刺多属胃热亢盛。②瘦薄舌：瘦薄而色淡者，多是气血两虚；瘦薄而色红绛且干，多是阴虚火旺、津液耗伤所致。③痿软舌：多属气血虚极、阴液亏损、筋脉失养所致。④齿痕舌：多与胖大舌同见，多属脾虚。若舌质淡白而湿润，多为脾虚而寒湿壅盛。⑤胖大舌：若舌体胖嫩色淡，多属脾肾阳虚、津液不化、水饮痰湿阻滞所致；如舌体肿胀满口，色深红，多是心脾热盛；若舌肿胖，色青紫而暗，多见于中毒。

60～62．【试题答案】　C、E、D

【试题解析】本组题考查要点是"药物六味的作用"。选项A甘味，功效为稀、凉、钝、软，能增长元气和体力，对老人小孩有补益作用，能医治隆病、赤巴病，对消瘦、气管炎、肺病有特效。选项 B 酸味，功效为润、重、稳、温，能生胃火，增强消化，能使油脂糜烂稀释，并兼顺气，能治培根病。用量过多，则会产生血液病、赤巴病等。选项 C 咸味，功效为润、重、温，能使身体坚实，有疏通作用，能治闭塞梗阻症，用于罨熨时则产生胃火，有保健作用，能治隆病、培根病。选项 D 苦味，功效为轻、糙、凉、锐、浮等。能开胃，驱虫，止渴，解毒，医治赤巴病、麻风、晕眩、瘟疫等疾病。选项 E 辛味，功效为温、锐、腻、糙等，能医治隆病及培根病、脂肪增多症，去腐生肌，愈合伤口，使皮肤滋润光泽。

63~65.【试题答案】 A、B、E

【试题解析】本组题考查要点是"六淫的性质和致病特点"。火邪的致病特点包括：①易伤津耗气。②易生风动血。③易发肿疡。暑邪的致病特点包括：①暑性升散，耗气伤津。②暑多夹湿。湿邪的致病特点包括：①易阻滞气机，损伤阳气。②湿性重浊。③湿性黏滞。④湿性趋下，易袭阴位。

66~68.【试题答案】 A、C、D

【试题解析】本组题考查要点是"维吾尔医药理论——药味"。①咸味：此类药以本身的特性，具有开通阻塞、释化体液、散发物质、清理生辉、分化体液、洗净器官、防腐、热化作用。②酸味：此类药以本身的湿性、寒性、挥发性，具有软化、分化，将药物的功效输送到深远的部位，松懈组织、开通阻塞、顺通血管和管道，使器官生寒的作用。③苦味：此类药以本身的干寒性和成分中所带的浓性和沉淀物质的特性，具有浓化、固化、收化、敛化、粗化和寒化作用。④涩味：此类药以本身的涩味，具有浓化、固化、敛化、干化、开胃、止泻和寒化器官作用。⑤此类药物由于本身带着水样、气体样和挥发物质，具有湿化、软化、松懈、润滑和调节体液浓稀度的作用，也有一定的热化功能，并有能较容易地加入到偏盛体液中的特点。

69~70.【试题答案】 A、B

【试题解析】本组题考查要点是"中药特殊煎服法"。中药煎煮时，钩藤需要后下，海金沙需要包煎，人参需要另煎，鹿角霜需要先煎，阿胶需要烊化。

71~72.【试题答案】 A、E

【试题解析】本组题考查要点是"中成药联用的配伍禁忌"。因含有配伍禁忌中药而不宜合用的药组是祛痰止咳颗粒与镇咳宁胶囊，因为祛痰止咳颗粒有止咳作用，而镇咳宁胶囊具有镇咳作用，两种药组合有拮抗作用。因含有相同有毒中药而不宜合用的药组是天王补心丹与朱砂安神丸，因为这两种药中均有朱砂，朱砂为有毒成分，两种药的组合是为有毒成分的增加。

73~76.【试题答案】 A、B、D、E

【试题解析】本组题考查要点是"五脏与体的关系"。心在体合脉。肝在体合筋。脾在体合肌肉。肾在体合骨。肺在体合皮。

77~79.【试题答案】 C、C、A

【试题解析】本组题考查要点是"药品不良反应的报告程序"。药品生产经营企业和医疗预防保健机构发现有可疑的不良反应，应及时向所在省、自治区、直辖市药品不良反应监测专业机构集中报告。个人发现药品引起的新的或严重的不良反应,可直接向所在省、自治区、直辖市药品不良反应监测中心或(食品)药品监督管理局报告。我国目前医院报告不良反应,一般是由医师或临床药师填写报告表,对疑难病例则由医院药物不良反应监测组分析评定,继而将全部结果上报辖区的不良反应监测中心,再由辖区监测中心将收集到的不良反应报告上报国家药品不良反应监测中心,最后由该中心将有关报告再上报至世界卫生组织的国际药物监测合作中心。

80~81. 【试题答案】 A、C

【试题解析】本组题考查要点是"藏象"。称为"贮痰之器"的脏是肺。称为"生痰之源"的脏是脾。

82~84. 【试题答案】 C、E、D

【试题解析】本组题考查要点是"气的分类与分布"。宗气,是指积于胸中之气,聚于胸中,贯注于心肺之脉。卫气主要由水谷精气所化生,运行于脉外。营气运行于全身血脉之中,成为血液的重要组成部分。

85~88. 【试题答案】 C、A、E、D

【试题解析】本组题考查要点是"望体表"。发病局部范围较大,红肿热痛,根盘紧束者为痈,属阳证。漫肿无头,部位较深,皮色不变者为疽,属阴证。范围较小,初起如粟如米,根脚坚硬,或麻或痒或木,顶白而痛者为疔。起于浅表,形小而圆,红肿热痛不甚,化脓即软者为疖。见于外感热病,亦可点大成片,或红或紫,平铺于皮下,摸之不碍手者,谓之斑。

89~90. 【试题答案】 A、C

【试题解析】本组题考查要点是"总胆固醇参考值"。合适水平：<5.20mmol/L (200mg/dL)。边缘水平：5.18~6.20mmol/L (200~239mg/dL)。升高：≥6.20mmol/L (240mg/dL)。

三、综合分析选择题

91. 【试题答案】 A

【试题解析】本题考查要点是"中医耳鼻喉科病证的辨证论治——口疮"。舌尖红心火亢盛的口疮,舌为心之苗,所以病位在心。因此,本题的正确答案为A。

92. 【试题答案】 C

【试题解析】本题考查要点是"中医耳鼻喉科病证的辨证论治——口疮"。数脉主热证。因此,本题的正确答案为C。

93. 【试题答案】 B

【试题解析】本题考查要点是"中医耳鼻喉科病证的辨证论治——口疮。根据初诊"舌苔黄腻,脉滑",可知为湿热和痰热,祛湿热和痰热的方是藿香、薏苡仁。因此,本题的正确答案为B。

94. 【试题答案】 A

【试题解析】本题考查要点是"中医耳鼻喉科病证的辨证论治——口疮"。根据"神疲乏力,易感冒,多汗,舌质淡",此时应固表。所以适合的药物是黄芪、太子参。因此,本题的正确答案为 A。

95.【试题答案】　　C

【试题解析】本题考查的要点是"辨证论治"。咳嗽是肺失宣降，肺气上逆作声，咳吐痰液，为肺系疾病的主要证候之一。因此，本题的正确答案是 C。

96.【试题答案】　　A

【试题解析】本题考查的要点是"辨证论治"。风热犯肺的症状是咳嗽频剧，气粗，或咳声嘎哑，咳痰不爽，痰黏稠或稠黄，喉燥咽痛，口渴，鼻流黄涕，头痛，肢楚，恶风身热。舌边尖红，苔薄黄，脉浮数。因此，本题的正确答案是 A。

97.【试题答案】　　C

【试题解析】本题考查的要点是"辨证论治"。风热犯肺治法是疏风清热、宣肺止咳。因此，本题的正确答案是 C。

98.【试题答案】　　E

【试题解析】本题考查的要点是"辨证论治"。治疗风热犯肺用桑菊饮。因此，本题的正确答案是 E。

99.【试题答案】　　D

【试题解析】本题考查的要点是"中成药的不良反应"。复方青黛丸的不良反应表现为腹泻、腹痛、肝炎、肝功能异常、头晕等；严重临床表现为药物性肝损害和胃肠出血。肝功能异常的不良反应与复方青黛丸之间的因果关系评价为肯定。

100.【试题答案】　　C

【试题解析】本题考查的要点是"中成药的不良反应"。复方青黛丸的不良反应表现为腹泻、腹痛、肝炎、肝功能异常、头晕等；严重临床表现为药物性肝损害和胃肠出血。

101.【试题答案】　　C

【试题解析】本题考查的要点是"常见中药品种的不良反应"。苦杏仁中毒表现为延髓抑制，眩晕，心悸，恶心呕吐，昏迷，惊厥，瞳孔散大。因此，本题的正确答案为 C。

102.【试题答案】　　B

【试题解析】本题考查要点是"常见中药品种的不良反应"。重者出现昏迷、惊厥、瞳孔散大、对光反应消失，最后因呼吸麻痹而死亡。因此，本题的正确答案为 B。

103.【试题答案】　　D

【试题解析】本题考查的要点是"环境因素对中药质量变异的影响"。引起中药霉变的霉菌属于真菌中不形成大的子实体的丝状菌类，常寄生于有机体，或腐生于粮食、食品、中药或其他产品上，使之发霉变质。有的霉菌还可以产生毒素，危害人的健康，如黄曲霉素、杂色曲霉素、黄绿青霉素、灰黄霉素等。因此，本题的正确答案是 D。

104.【试题答案】　　D

【试题解析】本题考查的要点是"环境因素对中药质量变异的影响"。霉菌易萌发：室温在30℃，相对湿度在75%以上。因此，本题的正确答案是 D。

105. 【试题答案】　B

【试题解析】　本题考查要点是"血瘀证的辨证要点"。胀痛：指疼痛伴有胀满或胀闷。多为气滞所致，在很多部位都可以出现，以胸胁、腹部为最多。如胃脘胀痛，则为中焦寒凝气滞；胸胁胀痛，则为肝郁气滞等；头部胀痛，则多见于肝阳上亢或肝火上炎的病证。

106. 【试题答案】　A

【试题解析】　本题考查要点是"气血津液辨证"。小腹胀痛拒按，经血量少，血色紫暗有块，经行不畅，经前胸胁、乳房胀痛，饮食可，二便调；舌暗，苔白，脉弦，为气滞血瘀证，故选A。

107. 【试题答案】　B

【试题解析】　本题考查要点是"中药饮片的不良反应"。苍耳子最可能引起病例相关症状。

108. 【试题答案】　A

【试题解析】　本题考查要点是"中药饮片的不良反应"。引起肝损伤的中药主要是含毒蛋白的，主要存在于一些中药的种子中，如苍耳子、蓖麻子、望江南子、相思豆等。

109. 【试题答案】　D

【试题解析】　本题考查要点是"中成药不良反应"。此患者为典型肝损伤表现，肝炎病毒学标志物检测均呈阴性，说明不是病毒性肝炎，而胆红素含量增高，大便呈灰白色为胆汁淤积型肝炎的主要表现。因此，本题的正确答案为D。

110. 【试题答案】　B

【试题解析】　本题考查要点是"中成药不良反应"。壮骨关节丸的用药，30天为一个疗程，长期服用者每疗程之间间隔10~20天。因此，本题的正确答案为B。

四、多项选择题

111. 【试题答案】　BCDE

【试题解析】　本题考查要点是"正常脉象"。正常脉象的特点是有胃、有神、有根，又称"平脉"或"常脉"。平脉的至数是一呼一吸，即一息脉来四至，脉象和缓有力、从容有节、不快不慢，并随生理活动和气候环境的不同而有相应的正常变化。因此，本题的正确答案为BCDE。

112. 【试题答案】　ACDE

【试题解析】　本题考查要点是"舌象"。正常舌象是舌体柔软，活动自如，颜色淡红，舌面铺有薄薄的、颗粒均匀、干湿适中的白苔，常描写为"淡红舌、薄白苔"。因此，本题的正确答案为ACDE。

113. 【试题答案】　BCDE

【试题解析】　本题考查要点是"藏药的配伍方法"。藏医在配方时的方法有按味配方，按性、效配方，按化味配方，还有按药物部位配伍法。因此，本题的正确答案为BCDE。

114. 【试题答案】　ACE

【试题解析】　本题考查要点是"中西药联用的药物相互作用"。含鞣质的中药有大黄、山茱萸、诃子、五倍子、地榆、石榴皮、虎杖、侧柏叶等。因此，本题的正确答案为ACE。

115.【试题答案】 CDE

【试题解析】本题考查要点是"调整阴阳"。阴虚不能制阳，常表现为阴虚阳亢的虚热证，应滋阴以制阳，这种治法为"阳病治阴"；因阳虚不能制阴而致阴寒偏盛者，应补阳以制阴，这种治法为"阴病治阳"。若阴阳两虚，则应阴阳双补。由于阴阳是互根互用的，故在使用上述治法的同时，还应注意"阳中求阴"或"阴中求阳"，即在补阴时适当配用补阳药，使阴得阳生而泉源不竭；补阳时适当配用补阴药，使阳得阴助而生化无穷。

116.【试题答案】 ACD

【试题解析】本题考查要点是"五行的特性"。古人称"土爱稼穑"。"稼穑"，是指土有播种和收获农作物的作用。因而引申为具有生化、承载、受纳等作用的事物，均归属于土。故有"土载四行""万物土中生，万物土中灭"和"土为万物之母"之说。因此，本题的正确答案为ACD。

117.【试题答案】 ABCDE

【试题解析】本题考查要点是"朱砂、轻粉、红粉中成药"。安宫牛黄丸、牛黄清心丸、朱砂安神丸、天王补心丹、安神补脑丸、苏合香丸、人参再造丸、大活络丹等，均含汞元素，属汞中毒，机体吸收后迅速弥散到各个器官和组织，并可通过血－脑屏障进入脑组织，过量服用可产生各种中毒症状。泌尿系统表现为少尿、蛋白尿，严重者可致急性肾衰竭。因此，本题的正确答案为ABCDE。

118.【试题答案】 ABCD

【试题解析】本题考查要点是"老年人的中药应用"。老年人用药，要遵循的原则：①辨证论治，严格掌握适应证；②熟悉药品，恰当选择应用；③选择合适的用药剂量。由于老年人肝肾功能多有不同程度的减退或合并多器官严重疾病。因此，用药要因人而异，一般从小剂量开始，尤其对体质较弱、病情较重的患者切不可随意加药，虽然重要活性成分含量低，作用缓和而持久，但慢性病患者长期服用，往往会产生不良反应。因此，本题的正确答案为ABCD。

119.【试题答案】 ABCDE

【试题解析】本题考查要点是"体质的分类"。偏阴质体质特征：形体适中或偏胖，但肌肉不壮；面色偏白而欠华，口唇色淡；毛发易落；食量较小，消化吸收功能一般；平时畏寒喜热，手足不温，耐夏不耐冬，或体温偏低；大便溏薄，小便清长；精力偏弱，容易疲劳，睡眠偏多；动作迟缓，反应较慢，喜静少动，性欲偏弱；性格内向，或胆小易惊；舌质偏淡，脉多迟缓。因此，本题的正确答案为ABCDE。

120.【试题答案】 ABDE

【试题解析】本题考查要点是"饮片斗谱安排"。将同一处方中经常一起配伍应用的，如"相须""相使"配伍的饮片、处方常用的药对、药物可同放于一个斗中。如麻黄、桂枝；酸枣仁、远志；射干、北豆根；党参、黄芪；桃仁、红花；杜仲、续断；陈皮、青皮；泽泻、猪苓；山药、薏苡仁；板蓝根、大青叶；辛夷、苍耳子；火麻仁、郁李仁；羌活、独活；苍术、白术；麦冬、天冬；川乌、草乌；知母、浙贝母；蒲公英、紫花地丁；萹蓄、瞿麦；三棱、莪术；乳香、没药；小茴香、橘核。另外，姜半夏、淡附片属于配伍禁忌，不能放于同一药斗中。

中药学综合知识与技能

临考冲刺模拟试卷（三）

一、**最佳选择题**（每题1分，共40题，共40分）下列每小题的四个选项中，只有一项是最符合题意的正确答案，多选、错选或不选均不得分。

1. 濡养温煦脏腑是五脏之中（　　）的生理功能。
   A. 肝　　　　　　　　　　　B. 肾
   C. 肺　　　　　　　　　　　D. 脾
   E. 心

2. 具有助心行血作用的气称为（　　）
   A. 营气　　　　　　　　　　B. 宗气
   C. 卫气　　　　　　　　　　D. 元气
   E. 真气

3. 五脏之间表现为血液与神志方面的依存与协同作用关系的是（　　）
   A. 心与肺　　　　　　　　　B. 心与脾
   C. 心与肝　　　　　　　　　D. 心与肾
   E. 肺与脾

4. 中医诊断用以分辨疾病性质的纲领是（　　）
   A. 阴阳　　　　　　　　　　B. 表里
   C. 寒热　　　　　　　　　　D. 虚实
   E. 气血

5. 不同的疾病，由于出现了相同的病机，其治法应采用（　　）
   A. 辨病论治　　　　　　　　B. 辨证论治
   C. 同病异治　　　　　　　　D. 异病同治
   E. 通因通用

6. 称为"十二经脉之海"的经脉是（　　）
   A. 带脉　　　　　　　　　　B. 督脉
   C. 任脉　　　　　　　　　　D. 冲脉
   E. 阴维脉

7. 引起血清肌酸激酶增高的疾病是（　　）
   A. 早期急性心肌梗死　　　　B. 甲状腺功能亢进
   C. 急性颅脑损伤　　　　　　D. 成人脑膜炎
   E. 癫痫大发作

8. 对于针灸、推拿、气功、康复法说法错误的是（　　）

A. 保健强身的一种方法 B. 纠正解剖位置异常
C. 改变系统功能 D. 扶助正气
E. 调整机体生物信息

9. 某男,40岁。3年前头部曾受外伤,经住院治疗症状改善。近6个月反复头痛,部位固定在左颞部,痛如锥刺,舌紫暗,苔薄白,脉涩。宜选用的方剂是( )
A. 羚角钩藤汤加减 B. 川芎茶调散加减
C. 补阳还五汤加减 D. 通窍活血汤加减
E. 桃仁承气汤加减

10. 处方调剂复核时,应予以纠正的错付是( )
A. 草决明付决明子 B. 大腹子付牛蒡子
C. 双花付金银花 D. 术付苍术、白术
E. 益母草子付茺蔚子

11. 阴虚内热证多见舌质( )
A. 淡白舌 B. 红舌
C. 紫舌 D. 绛舌
E. 淡红舌

12. 迟脉的主要病证是( )
A. 痰饮 B. 食滞
C. 寒证 D. 热证
E. 血瘀

13. 下列治则中,属于正治法的是( )
A. 热者寒之 B. 塞因塞用
C. 以热治热 D. 通因通用
E. 以寒治寒

14. 经血非时而下,量多或少,淋沥不净,血色紫暗有块,小腹疼痛拒按,舌紫暗或有斑点,脉涩或弦涩有力,属于( )
A. 气血两虚 B. 脾不统血
C. 肝肾不足 D. 瘀血阻络
E. 肾虚带下

15. 某男,因患慢性心衰,长期服用强心苷类药物,见咽喉红肿疼痛,音哑失声。下列中成药中,不宜与强心苷类药物同用的中成药是( )
A. 六神丸 B. 清音丸
C. 金果饮 D. 黄氏响声丸
E. 牛黄解毒片

16. 对于厌食症的说法错误的是( )
A. 以较长时间的食欲减退,厌恶进食,食量减少为主要症状的病证
B. 面色少华,形体偏瘦
C. 不思进食,食少饮多

D. 舌红少津，苔少或花剥，脉细数

E. 舌质淡，苔白腻

17. 维吾尔医中爱康日（四大物质）学说的"四大物质"指（　　）

    A. 火、木、水、土
    B. 火、金、水、土
    C. 火、气、木、土
    D. 火、气、水、土
    E. 火、金、气、水

18. 藏医认为，土元偏盛的药物性能是（　　）

    A. 凉、钝
    B. 重、腻
    C. 热、锐
    D. 轻、糙
    E. 以上均不是

19. 中药饮片在贮存过程中，易发生吸潮粘连和发霉的饮片是（　　）

    A. 黄柏
    B. 苦参
    C. 天冬
    D. 大黄
    E. 川芎

20. 某女，55岁。头痛10年，久治不愈，痛如针刺，固定不移，舌紫，脉细涩，治疗宜选用的方剂是（　　）

    A. 补阳还五汤
    B. 川芎茶调散
    C. 通窍活血汤
    D. 羚角钩藤汤
    E. 龙胆泻肝汤

21. 某男，28岁。因小便频数就诊。症见小便频数短涩，淋沥刺痛，小腹拘急引痛，其中医诊断是（　　）

    A. 关格
    B. 尿浊
    C. 郁证
    D. 淋证
    E. 癃闭

22. 引起溶血性疾病的因素不包括（　　）

    A. 红细胞破坏
    B. 动植物导致的溶血
    C. 微血管性溶血性贫血
    D. 口服避孕药
    E. 免疫因素

23. "用寒远寒"的治则属于（　　）

    A. 因时制宜
    B. 因人制宜
    C. 因地制宜
    D. 因病制宜
    E. 因天制宜

24. 中药雷公藤制剂广泛用于类风湿关节炎、肾病综合征等疾病的治疗。国家药品不良反应监测中心病例报告显示，雷公藤制剂可引起肝、肾、血液系统和生殖系统等损害。执业药师在进行雷公藤制剂用药指导时，用药建议错误的是（　　）

    A. 患者服用该类药物时应从最小剂量开始
    B. 严格控制用药剂量和疗程，一般连续用药不宜超过3个月
    C. 心、肝、肾功能不全者禁用，老年有严重心血管病者慎用

D. 育龄期有孕育要求者，用药时应严格控制剂量和疗程，并密切监测不良反应
E. 用药期间应定期随诊并注意检查血、尿常规，加强心电图和肝肾功能的监测

25. 含有毒成分的中成药联合应用时，应注意有毒成分的"叠加"，以免引起不良反应。因药物组成含附子，不宜与大活络丸联用的中成药是（　　）
    A. 天麻丸   B. 苏合香丸
    C. 天王补心丸   D. 牛黄清心丸
    E. 牛黄醒消丸

26. 某男，25岁。因腹泻就诊。症见腹痛肠鸣，泻下粪便臭如败卵。伴有未消化食物，泻后痛减，嗳腐吞酸，不思饮食，舌苔厚腻，脉滑，治疗宜选用的方剂是（　　）
    A. 参苓白术散   B. 四神丸
    C. 葛根芩连丸   D. 保和丸
    E. 藿香正气散

27. 妊娠慎用的中成药是（　　）
    A. 六味地黄丸   B. 牛黄上清丸
    C. 香砂养胃丸   D. 天王补心丸
    E. 九味羌活丸

28. 某男，52岁。胃脘隐痛10余年，嗳气，无烧心反酸，时便秘；舌淡红，苔白，脉沉缓。胃镜检查结果为萎缩性胃炎。宜选用的藏药方剂是（　　）
    A. 六味安消散   B. 二十五味松石丸
    C. 坐珠达西丸   D. 仁青芒觉胶囊
    E. 三十五味沉香丸

29. 某男，68岁。因感冒、发热、头痛、鼻塞流涕、四肢乏力等不适症状就诊，测体温39℃，医师开具吲哚美辛栓退热。不宜与该药联用的中成药是（　　）
    A. 清开灵胶囊   B. 感冒软胶囊
    C. 新癀片   D. 连花清瘟颗粒
    E. 疏风解毒胶囊

30. 中药的应用中，属于配伍禁忌的是（　　）
    A. 人参与郁金   B. 丁香与五灵脂
    C. 人参与丁香   D. 丁香与郁金
    E. 官桂与五灵脂

31. 某男，75岁。患消渴病20余年，尿频量多，饮一溲一，口干舌燥，耳鸣，腰膝酸软，畏寒肢冷。诊察患者，见面容憔悴，耳轮干枯。舌淡，苔白少津，脉沉细无力。中医辨证是（　　）
    A. 阴阳两虚   B. 肾阴亏虚
    C. 脾胃气虚   D. 阴虚燥热
    E. 肾阳虚衰

32. 某男，患鼓胀。医师处方中有京大戟、芫花，内服宜选用的炮制品是（　　）
    A. 醋炙品   B. 酒炙品
    C. 蜜炙品   D. 盐炙品

E. 姜炙品

33. 合理用药的基本原则中，安全是指（　　）
    A. 使用无毒药物
    B. 防止疾病发生
    C. 迅速达到预期的效果
    D. 消除或减少药物不良反应
    E. 临床疗效的明确性

34. 氢氯噻嗪引起的不良反应最常见为（　　）
    A. 消化不良
    B. 皮疹
    C. 低血钾
    D. 血小板减少
    E. 眩晕

35. 为降低附子毒性应先煎（　　）
    A. 15分钟
    B. 30分钟
    C. 30分钟~1小时
    D. 1~1.5小时
    E. 1~2小时

36. 治疗体位性低血压时，可与血管收缩药甲磺酸二氢麦角胺联用的是（　　）
    A. 补中益气汤和葛根汤
    B. 苓桂术甘汤和真武汤
    C. 炙甘草汤和加味逍遥散
    D. 小青龙汤和柴朴汤
    E. 黄连解毒汤和大柴胡汤

37. 含有甘草、鹿茸的中成药，不能与（　　）联用
    A. 四环素类抗生素
    B. 含金属离子的西药
    C. 碱性较强的西药
    D. 磺酰脲类降糖药
    E. 左旋多巴

38. 乌头碱中毒主要是针对（　　）
    A. 呼吸系统
    B. 消化系统
    C. 神经系统
    D. 泌尿系统
    E. 循环系统

39. 中成药有很多剂型，不同剂型采用的贮藏养护方法各不相同。一般而言，应置于阴凉、干燥处，并密闭贮藏，防止受潮的剂型是（　　）
    A. 软膏剂
    B. 酒剂
    C. 颗粒剂
    D. 胶剂
    E. 胶囊剂

40. 临床使用不当可导致急性肾功能衰竭的中药是（　　）
    A. 南沙参
    B. 牡丹皮
    C. 马兜铃
    D. 瓜蒌皮
    E. 北沙参

二、配伍选择题（每题1分，共60题，共60分）题目分为若干组，每组题目对应同一组备选项，备选项可重复选用，也可不选用。每题只有1个备选项最符合题意。

    A. 耳
    B. 鼻

C. 舌
D. 目
E. 口

41. 心开窍于（ ）
42. 脾开窍于（ ）
43. 肝开窍于（ ）

A. 另煎
B. 冲服
C. 烊化
D. 煎汤代水
E. 兑服

44. 中药处方中含有竹沥水，正确的使用方法是（ ）
45. 中药处方中含有西红花，正确的使用方法是（ ）

A. 气上
B. 气消
C. 气结
D. 气乱
E. 气缓

46. 过度喜乐可导致的病理变化是（ ）
47. 过度悲忧可导致的病理变化是（ ）
48. 过度惊吓可导致的病理变化是（ ）
49. 过度思虑可导致的病理变化是（ ）

A. 发热烦渴，汗多脉洪
B. 午后热甚，身热不扬
C. 午后发热，五心烦热
D. 长期低热，劳倦则甚
E. 日晡热甚，腹痛便结

50. 气虚发热的症状特点是（ ）
51. 湿热潮热的症状特点是（ ）
52. 阴虚内热的症状特点是（ ）

A. 寒凝气滞
B. 肝胃不和
C. 脾胃虚寒
D. 饮食停滞
E. 肝胃郁热

53. 症见胃痛暴作，喜温恶寒，得温痛减，口和不渴或吐清水，证属（ ）
54. 症见胃痛隐隐，喜温喜按，空腹痛甚，得食痛减，泛吐清水，纳差，甚则手足不温，大便溏薄，证属（ ）
55. 症见胃脘灼痛，痛势急迫，烦躁易怒，泛酸嘈杂，口干口苦，证属（ ）

A. 百合固金汤
B. 银翘散
C. 荆防败毒散
D. 参苏饮
E. 清瘟解毒丸

治疗感冒时

56. 属风热感冒者，宜选用的方剂是（   ）
57. 属时行感冒者，宜选用的方剂是（   ）
58. 属气虚感冒者，宜选用的方剂是（   ）

  A. 热性药　　　　　　　　B. 干性药
  C. 湿热性药　　　　　　　D. 湿寒性药
  E. 寒性药

59. 维吾尔医中，具有生干、燥湿的功能的是（   ）
60. 维吾尔医中，具有生湿生热、润燥祛寒功能的是（   ）
61. 维吾尔医中，具有生热、祛寒功能的是（   ）

  A. 面黄红润　　　　　　　B. 面色萎黄
  C. 面黄如橘　　　　　　　D. 面黄虚胖
  E. 面黄晦暗

62. 肝胆湿热，内蕴脾胃，常见的面色特征是（   ）
63. 脾气虚衰，湿邪内阻，常见的面色特征是（   ）

  A. 清炒品　　　　　　　　B. 酒炒品
  C. 炒焦品　　　　　　　　D. 炒炭品
  E. 麸炒品

64. 处方名王不留行，调配时应付（   ）
65. 处方名莱菔子，调配时应付（   ）
66. 处方名枳壳，调配时应付（   ）

  A. 阿司匹林　　　　　　　B. 阿卡波糖
  C. 复方维生素 B　　　　　D. 地高辛
  E. 法莫替丁

67. 老年人用药时，不宜与麝香保心丸同时服用的药物是（   ）
68. 老年人用药时，不宜与银杏叶片同时服用的药物是（   ）
69. 老年人用药时，不宜与人参鹿茸丸同时服用的药物是（   ）

  A. 先煎　　　　　　　　　B. 包煎
  C. 另煎　　　　　　　　　D. 兑服
  E. 烊化

70. 黄酒在煎服时应（   ）
71. 鳖甲胶在煎服时应（   ）
72. 西洋参在煎服时应（   ）

A. 牡丹皮 B. 细辛
C. 红花 D. 灯心草
E. 吴茱萸

按照对抗贮存法

73. 宜与山药同贮的是（　　）
74. 宜与蛤蚧同贮的是（　　）

A. 干燥快，成本低，脱水率高 B. 加热均匀
C. 不破坏药材外形 D. 无残留毒物
E. 灭菌效果可靠、安全、操作简便

75. 为微波干燥养护法优点的是(　　)
76. 为远红外加热干燥养护法优点的是(　　)
77. 气体灭菌养护技术的优点是(　　)

A. 影响药物吸收 B. 影响药物代谢
C. 增加药物排泄 D. 减少药物排泄
E. 影响药物分布

中西药联用时会引起药动学上的相互作用，下列药组中

78. 煅龙骨与呋喃妥因联用能（　　）
79. 陈皮与利福平联用能（　　）
80. 藿香正气水与二甲双胍联用能（　　）

A. 川贝枇杷露 B. 利胆排石片
C. 牛黄降压片 D. 天王补心丹
E. 消瘿五海丸

81. 与朱砂安神丸联用应注意有毒药物"增量"的是(　　)
82. 不能与大活络丸、天麻丸同服的是(　　)
83. 不能与含麻黄的中成药并用的是(　　)
84. 与磁朱丸长期同服可导致药源性肠炎的是(　　)

A. 可发生洋地黄样蓄积中毒 B. 可因蓄积而出现慢性汞中毒
C. 可导致慢性肾功能衰竭 D. 可导致肝细胞损害
E. 可导致大便溏泄、饮食减少、脘腹痞闷、消瘦

85. 长期服用胖大海(　　)
86. 长期使用含马兜铃酸制剂(　　)
87. 长期服用朱砂安神丸(　　)

A. 金芪降糖片 B. 参苓白术散

C. 人参健脾片　　　　　　　　D. 补肾强身片
E. 杞菊地黄丸
88. 治疗消渴时，属肾阴虚亏者，宜选用的中成药是（　　）
89. 治疗消渴时，属脾胃气虚者，宜选用的中成药是（　　）
90. 治疗消渴时，属阴虚燥热者，宜选用的中成药是（　　）

三、综合分析选择题（每题1分，共10题，共10分）题目分为若干组，每组题目基于同一个临床情景病例、实例或案例的背景信息逐题展开。每题的备选项中，只有1个最符合题意。

某女，32岁，平素性情急躁易怒，月经不调，因胃痛1周就诊，胃脘灼痛，痛势急迫，烧心反酸，口苦口干，舌红苔黄，脉弦。

91. 该患者舌红提示属于（　　）
　　A. 虚寒证　　　　　　　　　B. 实热证
　　C. 虚热证　　　　　　　　　D. 瘀血证
　　E. 痰湿证
92. 该患者弦脉提示相关之脏是（　　）
　　A. 肝　　　　　　　　　　　B. 心
　　C. 脾　　　　　　　　　　　D. 肺
　　E. 肾

患者，女，30岁，乳房胀痛4月有余，右侧乳房有肿块，月经前增大明显，胸胁胀痛，易怒，失眠多梦，心烦口苦，苔薄黄，脉弦滑。

93. 患者被诊断为（　　）
　　A. 虚劳　　　　　　　　　　B. 郁证
　　C. 乳癖　　　　　　　　　　D. 痛经
　　E. 崩漏
94. 患者的辨证属于（　　）
　　A. 肝郁化火　　　　　　　　B. 痰气互结
　　C. 肝气郁结　　　　　　　　D. 冲任失调
　　E. 肝郁痰凝
95. 针对该患者，应采取的治法为（　　）
　　A. 疏肝解郁，化痰散结　　　B. 疏肝理气，活血化瘀
　　C. 健脾养心，补益气血　　　D. 疏肝解郁，理气调中
　　E. 补肺化痰，疏肝解郁
96. 可建议患者选用的方剂为（　　）
　　A. 小柴胡汤　　　　　　　　B. 逍遥贝蒌散
　　C. 牛黄醒消丸　　　　　　　D. 二仙汤
　　E. 消核片

某男，57岁。自诉眩晕，动则加剧，常因劳累而加重，心悸少寐；入睡困难，神疲懒言，食欲不振，面色无华；舌淡，脉细弱。

97. 中医辨证是（ ）
    A. 痰浊上蒙   B. 气阴两虚
    C. 气血亏虚   D. 肝肾阴虚
    E. 脾胃气虚

98. 宜采用的治法是（ ）
    A. 滋肾柔肝   B. 益气养血
    C. 涤痰宣窍   D. 益气养阴
    E. 益气健脾

99. 宜选用的方剂是（ ）
    A. 朱砂安神丸加减   B. 涤痰汤加减
    C. 归脾汤加减   D. 杞菊地黄丸加减
    E. 生脉散加减

100. 宜选用的中成药是（ ）
    A. 半夏天麻丸   B. 左归丸
    C. 养血安神丸   D. 归脾丸
    E. 补中益气丸

患者，女，36岁，非月经期，阴道大量出血、淋沥不止、色淡质稀，腰膝酸软，面色晦暗，舌淡暗，苔薄白，脉沉弱。

101. 患者被诊断为（ ）
    A. 崩漏   B. 绝经后诸证
    C. 月经前期   D. 月经后期
    E. 痛经

102. 患者的辨证属于（ ）
    A. 脾不统血   B. 瘀血阻络
    C. 阴虚火旺   D. 肝肾不足
    E. 心肾阳虚

103. 针对该患者，应采取的治法为（ ）
    A. 滋阴补肾，养血止血   B. 活血祛瘀，温经止血
    C. 补益肝肾，固冲止血   D. 健脾和胃，固冲止血
    E. 补血益气止带

104. 患者可选用的中成药有（ ）
    A. 人参归脾丸   B. 妇科止血灵片
    C. 定风丹   D. 乌鸡白凤丸
    E. 女贞丸

某患者，女，55岁。中医诊断为气血亏虚眩晕。服用中药汤剂，有好转，但有口干、夜寐不安等症。静注参麦注射液100mL，用药两分钟后患者突感四肢麻木、头晕、胸闷、汗出、心悸、全身不适等症状。诊断为参麦注射液的过敏反应。使用参麦注射液，应熟悉其用药指导。

105. 参麦注射液禁用的人群是（　　）
    A. 孕妇   B. 老年人
    C. 婴幼儿   D. 肾功差者
    E. 肝功差者

106. 使用参麦注射液，不能同时使用的药物是（　　）
    A. 大戟   B. 芫花
    C. 五灵脂   D. 甘遂
    E. 海藻

107. 参麦注射液使用时应加强监护，慎用的人群是（　　）
    A. 新生儿   B. 老年人
    C. 婴幼儿   D. 肾功差者
    E. 肝功差者

某男，50岁。用香加皮、当归、川芎、红花自制药酒，服后出现恶心、呕吐、腹痛、腹泻、心律失常等症状。医生诊断为香加皮中毒的不良反应。

108. 香加皮中毒，出现呼吸困难的处理措施是（　　）
    A. 葡萄糖   B. 甘露醇
    C. 抗生素   D. 山梗菜碱
    E. 水合氯醛

109. 香加皮中毒，解救时禁用的药物是（　　）
    A. 钠制剂   B. 钙制剂
    C. 镁制剂   D. 铁制剂
    E. 钾制剂

110. 香加皮中毒，出现心律不齐的处理是注射（　　）
    A. 山梗菜碱   B. 苯巴比妥
    C. 尼可刹米   D. 阿托品
    E. 二巯基丙醇

四、多项选择题（每题1分，共10题，共10分）下列每小题的备选答案中，有两个或两个以上符合题意的正确答案，多选、少选、错选、不选均不得分。

111. 大肠的生理功能有（　　）
    A. 腐熟水谷   B. 受盛和化物
    C. 泌别清浊   D. 传化糟粕
    E. 吸收部分水液

112. 肾功能不全者用药应注意（　　）
    A. 明确疾病诊断和治疗目标

B. 忌用有肾毒性的药物

C. 定期检查，及时调整治疗方案

D. 坚持少而精的用药原则

E. 注意药物的相互作用，避免产生新的肾伤害

113. 消灭病邪，防止邪气侵害的方法有（ ）
  A. 讲究卫生   B. 使用药物
  C. 精神调养   D. 防范外伤
  E. 人工免疫

114. 婴幼儿患者合理应用中药的原则有（ ）
  A. 用量宜轻   B. 宜用轻清之品
  C. 宜用健脾和胃之品   D. 宜用滋补之品
  E. 宜佐凉肝定惊之品

115. 含蟾酥的中成药的中毒机理，下列说法正确的是（ ）
  A. 主要毒性成分为强心苷   B. 有洋地黄样作用
  C. 小剂量使心脏停于收缩期 D. 大剂量使心肌收缩力增强
  E. 服用 5～10mg 即可中毒，1 次服用 30mg 即可致死

116. 要另煎的药物有（ ）
  A. 车前子   B. 枇杷叶
  C. 西红花   D. 人参
  E. 阿胶

117. 有关维吾尔药的药性级别说法正确的是（ ）
  A. 维吾尔医根据药物性质的强弱不同，将它分为四级，即 1、2、3、4 级
  B. 无花果的药性为 1 级湿热
  C. 1 级为药性最弱，4 级为药性最强
  D. 药性 4 级的药物大多具有毒性
  E. 巴豆的药性为 4 级干热

118. 某男，78 岁。患多种慢性病，因腰腿疼痛、头晕失眠等不适症状就诊。医师开具中成药处方如下：

××医院处方笺

就诊卡号：×××××　　　　　　　　就诊科室：中医科门诊
姓名：×××　　性别：男　　年龄78　　费别：医保

临床诊断						
痹症	风湿骨痛胶囊	0.3g×32	3盒	3粒	口服	一日两次
眩晕	松龄血脉康胶囊	0.5g×24	2盒	3粒	口服	一日三次
不寐	养血安神片	0.25g×100	2盒	5片	口服	一日三次
	乌灵胶囊	0.33g×36	5盒	3粒	口服	一日三次
	金匮肾气丸	0.2g×360	2盒	20粒	口服	一日两次

医师签名（签章）：×××
××××年×月×日

金额：×××　　审核/调配签名（签章）：××　　核对/发药签名（签章）：××

执业药师审方时发现，该处方中多种中成药均含有乌头类药，可能加大患者发生不良反应的风险。该处方中含有乌头类药的中成药有（　　）

A. 乌灵胶囊　　　　　　　　B. 金匮肾气丸
C. 养血安神片　　　　　　　D. 风湿骨痛胶囊
E. 松龄血脉康胶囊

119. 在治疗疾病时，因人制宜需要考虑的因素包括（　　）

A. 年龄　　　　　　　　　　B. 季节
C. 性别　　　　　　　　　　D. 体质
E. 生活习惯

120. 解救因口服六神丸而引起中毒的措施有（　　）

A. 注射阿托品　　　　　　　B. 注射苯巴比妥钠
C. 注射利多卡因　　　　　　D. 服用颠茄合剂
E. 以土茯苓煎汤饮

模拟试卷（三）参考答案及解析

一、最佳选择题

1.【试题答案】　B

【试题解析】本题考查要点是"五脏的生理功能"。五脏包括心、肺、脾、肝、肾。其中，心的生理功能为：①主血脉，推动血液运行。②主神志，主管精神活动。肺的生理功能为：①主气，司呼吸。②主宣发与肃降。③通调水道，促进水液输布和排泄。④朝百脉，主治节。脾的生理功能为：①主运化。②主升。③主统血。肝的生理功能为：①主疏泄。②主藏血。肾的生理功能为：①藏精，主生长、发育与生殖。②主水液。③主纳气。④濡养温煦脏腑。因此，本题的正确答案为B。

2.【试题答案】　B

【试题解析】本题考查要点是"宗气的功能"。宗气的生理功能：上走息道以行呼吸，灌注心脉以行气血。因此，本题的正确答案为B。

3.【试题答案】　C

【试题解析】本题考查要点是"五脏之间的关系"。选项A，心与肺的关系主要表现在气和血相互依存、相互为用的关系。选项B，心与脾的关系主要表现在血液的生成和运行两个方面。选项C，心与肝的关系主要表现在血液与神志方面的依存与协同。选项D，心与肾的关系主要表现在，一为心阴心阳与肾阴肾阳之间的依存关系，二为心血与肾精之间的依存关系。选项E，肺与脾的关系主要表现在气的生成和津液的输布代谢两个方面。因此，本题的正确答案为C。

4.【试题答案】　C

【试题解析】本题考查要点是"八纲辨证"。表里是辨别疾病深浅，寒热是辨别疾病性质，虚实是辨别疾病正邪斗争盛衰，阴阳是辨别总纲。因此，本题的正确答案为C。

5. 【试题答案】 D

【试题解析】本题考查要点是"中医学的基本特点——辨证论治"。"异病同治"是指不同的疾病，在其发展过程中，由于出现了相同的病机，因而也可以采用同一种方法治疗。以感冒为例，由于发病的季节不同，故其治法也有所区别。因此，本题的正确答案为D。

6. 【试题答案】 D

【试题解析】本题考查要点是"奇经八脉"。冲脉的基本功能：调节十二经气血，故称"十二经脉之海"。因此，本题的正确答案为D。

7. 【试题答案】 A

【试题解析】本题考查要点是"血清肌酸激酶及其同工酶"。CK为早期诊断急性心肌梗死（AMI）的灵敏指标之一：AMI后4~10小时内，CK活性急剧上升，12~36小时达高峰，峰值可高达正常水平10~12倍，72~96小时恢复正常。因此，本题的正确答案为A。

8. 【试题答案】 D

【试题解析】本题考查要点是"常用康复疗法——针灸推拿气功康复法"。针灸，即通过针刺手法或艾灸的物理热效应及艾绒的药性对穴位的特异刺激作用，通过经络系统的感应传导，即调剂机能，而使人体气血阴阳得到调整而恢复平衡，从而发挥其治疗保健即防病效能。推拿，是通过推拿手法作用于体表的特定部位，以调节生理病理状况，达到治疗效果和保健强身的一种方法。其原理有三：一是纠正解剖位置异常，二是调整机体生物信息，三是改变系统功能。因此，本题的正确答案为D。

9. 【试题答案】 D

【试题解析】本题考查要点是"中医内科常见病的辨证论治——头痛"。瘀血头痛 [症状] 头痛经久不愈，痛处固定不移，痛如锥刺，或有头部外伤史。舌紫，或有瘀斑、瘀点，苔薄白，脉细或细涩。[治法] 活血化瘀，通窍止痛。[方剂应用] 通窍活血汤（赤芍、川芎、桃仁、红花、麝香、老葱、鲜姜、大枣、酒）加减。

10. 【试题答案】 B

【试题解析】本题考查要点是"处方审核的主要内容"。大腹子应付槟榔。因此，本题的正确答案为B。

11. 【试题答案】 B

【试题解析】本题考查要点是"望诊"。淡白舌：较正常舌色浅淡，称为淡白舌。主虚寒证，为阳气虚弱，气血不足之象。阳虚血少，气血不荣，故舌色淡白，常见于阳虚、血虚的病证。红舌：舌色深于正常舌，称为红舌，主热证。热盛则气血涌甚，反映于舌质，故呈现红色。可见于里实热证，也可见于阴虚内热证。绛舌：舌色深红，称为绛舌，主内热深重。外感热病，表示邪热深入营血，多见于热性病极期。内伤杂病，常见于久病、重病之人，多属阴虚火旺。紫舌：舌见紫色，主病有寒热之分。绛紫色深，干枯少津，多系邪热炽盛，阴液被伤，血气壅滞不畅之征；淡紫或青紫湿润，多因阴寒内盛、血脉瘀滞所致。舌上有紫色斑点，称为瘀斑或瘀点，多为血瘀之征。因此，本题的正确答案为B。

12.【试题答案】　C

【试题解析】本题考查要点是"脉诊"。迟脉主寒证。有力为冷积,无力为阳虚。因此,本题的正确答案为C。

13.【试题答案】　A

【试题解析】本题考查要点是"正治反治"。正治是逆其证候性质而治的一种常用治疗法则,又称逆治。逆,是指采用方药的性质与疾病的性质相反,即通过分析疾病的临床证候,辨明疾病性质的寒热虚实,然后分别采用"寒者热之""热者寒之""虚则补之""实则泻之"等不同方法去治疗。反治是顺从疾病假象而治的一种治疗方法,又称从治。从,是指采用方药的性质顺从疾病的假象,与疾病的假象相一致而言,究其实质,还是在治病求本法则指导下,针对疾病本质而进行治疗的方法,故实质上仍是"治病求本"。主要有"热因热用""寒因寒用""塞因塞用""通因通用"等。因此,本题的正确答案为A。

14.【试题答案】　D

【试题解析】本题考查要点是"常见病的辨证论治"。选项A,气血两虚的症状:经血非时而下,量多如崩,或淋沥不断,气少懒言,面色无华,唇舌色淡,苔薄白,脉细弱。选项B,脾不统血的症状:经血非时而下,量多如崩,或淋沥不断,色淡质薄,神疲体倦,气短懒言,不思饮食,或面浮肢肿,面黄,舌淡胖,苔薄白,脉细弱。选项C,肝肾不足的症状:经血非时而下,出血量多,淋沥不尽,色淡质薄,两目干涩,腰酸膝软,面色晦暗,舌淡暗,苔薄白,脉沉细。选项D,瘀血阻络的症状:经血非时而下,量多或少,淋沥不净,血色紫暗有块,小腹疼痛拒按,舌紫暗或有斑点,脉涩或弦涩有力。选项E,肾虚带下的症状:带下量多,色白稀薄,淋沥不断,腰酸膝软,头晕目眩,小便频数,大便溏薄。舌色淡润,苔薄白,脉沉迟。因此,本题的正确答案为D。

15.【试题答案】　A

【试题解析】本题考查要点是"中成药的联合应用"。选项都是致咽部肿痛的药物,但其中六神丸与强心苷类药物同用,是强心苷类药物药效的叠加,可能导致强心苷类药物的中毒。所以六神丸不宜与强心苷类药物同用。因此,本题的正确答案为A。

16.【试题答案】　E

【试题解析】本题考查要点是"厌食"。厌食症是以较长时间的食欲减退,厌恶进食,食量减少为主要症状的病证。脾运失健的症状:食欲不振,厌恶进食,食而乏味,或伴胸脘痞闷,嗳气泛恶,偶尔多食则脘腹饱胀,大便不调,形体尚可,精神如常。舌淡红,苔薄白或薄腻,脉尚有力。脾胃气虚的症状:不思进食,食不知味,神倦多汗,大便溏薄夹不消化食物,面色少华,形体偏瘦,肢倦乏力。舌淡,苔薄白,脉缓无力。脾胃阴虚的症状:不思进食,食少饮多,皮肤失润,大便偏干,小便短黄,甚或烦躁少寐,手足心热。舌红少津,苔少或花剥,脉细数。因此,本题的正确答案为E。

17.【试题答案】　D

【试题解析】本题考查要点是"维吾尔医药基础知识——爱康日(四大物质)学说"。爱康日(四大物质)学说包括火、气、水、土四大元素。因此,本题的正确答案为D。

18. 【试题答案】　　B

【试题解析】本题考查要点是"藏药理论中药物的八性"。藏药理论中，八性即重、腻、凉、钝、轻、糙、热、锐。八性源于五元，其中土元偏盛药物性能则重、腻；水元偏盛药物性能则凉、钝；火元偏盛药物性能则热、锐；风元偏盛药物性能则轻、糙。因此，本题的正确答案为B。

19. 【试题答案】　　C

【试题解析】本题考查要点是"中药饮片的贮藏要求"。黄柏容易变色，天冬容易发霉，大黄、川芎容易生虫。因此，本题的正确答案为C。

20. 【试题答案】　　C

【试题解析】本题考查要点是"常见病辨证论治——头痛"。瘀血头痛：①症状：头痛经久不愈，痛处固定不移，痛如锥刺，或有头部外伤史，舌紫暗，或有瘀斑、瘀点，苔薄白，脉细或细涩。②治法：活血化瘀，通窍止痛。③方剂应用：通窍活血汤（赤芍、川芎、桃仁、红花、麝香、老葱、鲜姜、大枣、酒）加减。因此，本题的正确答案为C。

21. 【试题答案】　　D

【试题解析】本题考查要点是"中医内科病证的辨证论治——淋证"。淋证的是指以小便频数短涩，淋沥刺痛，小腹拘急引痛为主症的病证。因此，本题的正确答案为D。

22. 【试题答案】　　D

【试题解析】本题考查要点是"尿隐血的临床意义"。尿中出现血红蛋白是血管内溶血的证据之一，因此尿中血红蛋白测定有助于血管内溶血性疾病的诊断。红细胞破坏，如心脏瓣膜手术、严重烧伤、剧烈运动、肌肉和血管组织严重损伤等。生物因素，如感染疟疾、梭状芽孢杆菌等。动植物导致的溶血，如蛇毒、蜂毒等。微血管性溶血性贫血，如DIC。服用氧化剂药物，如阿司匹林、磺胺、伯氨喹、硝基呋喃类、万古霉素等。免疫因素，如血栓形成性血小板减少性紫癜、阵发性寒冷性血红蛋白尿症、血型不合的输血。因此，本题的正确答案为D。

23. 【试题答案】　　A

【试题解析】本题考查要点是"因时制宜的原则和临床应用"。根据不同季节气候特点，来考虑治疗用药的原则，即为"因时制宜"。四时气候的变化，对人体的生理功能、病理变化均产生一定的影响。包括用寒远寒、用凉远凉、用温远温、用热远热的基本原则。因此，本题的正确答案为A。

24. 【试题答案】　　D

【试题解析】本题考查要点是"中成药的不良反应"。雷公藤制剂的用药指导：①患者服用该类药物时，必须在医师的指导下使用，用药初期从最小剂量开始。②严格控制用药剂量和疗程，一般连续用药不宜超过3个月。③用药期间定期随诊并注意检查血、尿常规，加强心电图和肝肾功能监测。④儿童、育龄期有孕育要求者、孕妇和哺乳期妇女禁用；心、肝、肾功能不全者禁用；严重贫血、白细胞和血小板降低者禁用；胃、十二指肠溃疡活动期及严重心律失常者禁用。老年有严重心血管病者慎用。

25. 【试题答案】　A

【试题解析】本题主要考查的是"中成药联用的配伍禁忌"。大活络丸与天麻丸合用，两者均含有附子。

26. 【试题答案】　D

【试题解析】本题考查要点是"中医内科病证的辨证论治——泄泻"。此题为泄泻，辨证为食伤肠胃，故选择保和丸。因此，本题的正确答案为D。

27. 【试题答案】　B

【试题解析】本题考查要点是"中成药处方调配"。《中国药典》收载的妊娠慎用药中，包括牛黄上清丸。因此，本题的正确答案为B。

28. 【试题答案】　D

【试题解析】本题考查要点是"藏药基础知识——部分重要常用方剂简介"。仁青芒觉：由毛诃子、蒲桃、西红花、牛黄、麝香、朱砂（制）、马钱子（制）等药味加工制成的丸剂。功能清热解毒，益肝养胃，明目醒神，愈疮，滋补强身。用于自然毒、食物毒、配制毒等各种中毒症，"培根木布"，消化道溃疡，急慢性胃肠炎，萎缩性胃炎，腹水，麻风病等。
【考点】第四章，第一节，三，（五）

29. 【试题答案】　C

【试题解析】本题考查要点是"含西药组分的中成药"。新癀片中含有西药成分吲哚美辛。

30. 【试题答案】　D

【试题解析】本题考查要点是"中药的'十九畏'配伍禁忌"。硫黄畏朴硝（包括芒硝、玄明粉），水银畏砒霜，狼毒畏密陀僧，巴豆（包括巴豆霜）畏牵牛子（包括黑丑、白丑），丁香（包括母丁香）畏郁金，川乌（包括附子）、草乌畏犀角，芒硝（包括玄明粉）畏三棱，官桂畏石脂，人参畏五灵脂。因此，本题的正确答案为D。

31. 【试题答案】　A

【试题解析】本题考查要点是"中医内科常见病的辨证论治"。消渴－阴阳两虚［症状］小便频数，甚则饮一溲一，咽干舌燥，面容憔悴，耳轮干枯，腰膝酸软，畏寒肢冷。舌淡苔白乏津，脉沉细无力。

32. 【试题答案】　A

【试题解析】本题考查要点是"处方应付"。大戟、芫花在处方中应付的是醋炙品。因此，本题的正确答案为A。

33. 【试题答案】　D

【试题解析】本题考查要点是"合理用药的基本原则"。合理用药的基本原则中，安全即是指保证用药安全。一名合格的执业药师在建议临床医师或指导患者使用中药或中成药时，必须把保证患者用药安全放在首位。无论所使用的药物是有毒者，还是无毒者，均应首先考虑所用药物是否安全，是否会对患者造成不良反应。同时，在用药过程中，还要针对所用药物或出现的意外情况,建议医师或患者采取相应措施,以达到消除或减少药物不良反应之目的。因此,本题的正确答案为D。

34. 【试题答案】 C

【试题解析】 本题考查要点是"含西药组分中成药的使用注意事项"。氢氯噻嗪引起的不良反应最常见为低血钾,同时因其可抑制胰岛素释放,可使糖耐量降低、血糖升高,故肝肾疾病患者、糖尿病患者、孕妇及哺乳期妇女不宜服用。因此,本题的正确答案为C。

35. 【试题答案】 E

【试题解析】 本题考查要点是"中药特殊煎服法"。某些有毒饮片,一般应先煎1~2小时,以降低毒性或消除毒性。如含有毒成分乌头碱的川乌、草乌或制附子,经1~2小时的煎煮后,可使乌头碱分解为乌头次碱,进而分解为乌头原碱,使毒性大为降低。因此,本题的正确答案为E。

36. 【试题答案】 B

【试题解析】 本题考查要点是"中西药的合理联用的例举"。苓桂术甘汤、真武汤等与血管收缩药甲磺酸二氢麦角胺联用,可增强对体位性低血压的治疗作用。选项A,补中益气汤、葛根汤等具有免疫调节作用的中药与抗胆碱酶药联用,治肌无力疗效较好。选项C,炙甘草汤、加味逍遥散等与甲巯咪唑等联用,可使甲状腺功能亢进的各种自觉症状减轻。选项D,小青龙汤、柴朴汤等与氨茶碱、色甘酸钠等联用,可提高对支气管哮喘的疗效。选项E,黄连解毒汤、大柴胡汤等与抗动脉粥样硬化、降血脂剂联用,可增强疗效。因此,本题的正确答案为B。

37. 【试题答案】 D

【试题解析】 本题考查要点是"中西药的不合理联用"。含有甘草、鹿茸的中成药(人参鹿茸丸、全鹿丸等),不能与磺酰脲类降糖药联用。因为甘草、鹿茸具有糖皮质激素样作用,有水钠潴留和排钾效应,还能促进糖原异生,加速蛋白质及脂肪的分解,使甘油、乳酸等各种糖、氨基酸转化成葡萄糖,使血糖升高,从而减弱胰岛素、甲苯磺丁脲、格列苯脲等降糖药的药效。选项A,不能与四环素类抗生素联用的药物是含钙、镁、铁等金属离子的中药。选项B,不能与含金属离子的西药如钙剂、铁剂等合用的药物是含鞣质较多的中药或中成药。选项C,不能与碱性较强的西药联用的药物是酸性较强的中药及中成药。选项E,不能与左旋多巴联用的药物是含钙、镁、铁等金属离子的中药及中成药。因此,本题的正确答案为D。

38. 【试题答案】 C

【试题解析】 本题考查要点是"乌头类药物的中毒机制"。乌头类药物的主要有毒成分为乌头碱,主要是对神经系统,尤其是迷走神经等,使其先兴奋、后抑制,并可直接作用于心脏,产生异常兴奋,可致心律失常,甚至引起室颤而死亡。因此,本题的正确答案为C。

39. 【试题答案】 D

【试题解析】 本题考查要点是"中成药剂型与贮藏要求"。胶剂在温度过高或受潮时,会发软发黏，甚者会粘连成团，或发霉变质。若发现胶剂受潮发软，不能曝晒或火烘，可置于石灰缸内保存数日，使之除潮，防止发霉。置于室内阴凉干燥处。胶剂应密闭贮存，防止受潮。

40.【试题答案】 C

【试题解析】本题考查要点是"常见对肾功能有影响的中药"。马兜铃中含有的马兜铃酸可导致肾小管坏死出现面部浮肿，渐至全身水肿、尿频尿急，甚至出现急、慢性肾功能衰竭及尿毒症而死亡。其他选项不会。因此，本题的正确答案为C。

二、配伍选择题

41~43.【试题答案】 C、E、D

【试题解析】本组题考查要点是"五脏与志、液、体、华、窍的关系"。五脏即心、肺、脾、肝、肾。心开窍于舌，肺开窍于鼻，脾开窍于口，肝开窍于目，肾开窍于耳及二阴。

44~45.【试题答案】 E、A

【试题解析】本组题考查要点是"中药特殊煎服法"。竹沥水正确的使用方法是兑服。西红花正确的使用方法是另煎。

46~49.【试题答案】 E、B、D、C

【试题解析】本组题考查要点是"七情致病的特点"。情志所伤，主要影响脏腑气机，使其紊乱。主要的病理变化是："怒则气上""喜则气缓""悲则气消""恐则气下""惊则气乱""思则气结"。

50~52.【试题答案】 D、B、C

【试题解析】本组题考查要点是"问诊"。气虚发热的症状特点是长期低热，劳倦则甚。湿热潮热的症状特点是午后热甚，身热不扬。阴虚内热的症状特点是午后发热，五心烦热。

53~55.【试题答案】 A、C、E

【试题解析】本组题考查要点是"胃痛的辨证论治"。选项A寒凝气滞，症状：胃痛暴作，喜温恶寒，得温痛减，口和不渴或吐清水。选项B肝胃不和，症状：上腹部胀痛，痛连胁肋，嗳气后胃部胀痛可减轻，生气时胃痛加重，食欲不振，或见嘈杂吞酸。选项C脾胃虚寒，症状：胃痛隐隐，喜温喜按，空腹痛甚，得食痛减，泛吐清水，纳差，甚则手足不温，大便溏薄。选项D饮食停滞，症状：胃痛，脘腹胀满，嗳腐恶食，或吐不消化食物，吐食或矢气后痛减，或大便不爽。选项E肝胃郁热，症状：胃脘灼痛，痛势急迫，烦躁易怒，泛酸嘈杂，口干口苦。

56~58.【试题答案】 B、E、D

【试题解析】本组题考查要点是"中医内科病证的辨证论治——感冒"。属风热感冒者，宜选用的方剂是银翘散。属时行感冒者，宜选用的方剂是清瘟解毒丸。属气虚感冒者，宜选用的方剂是参苏饮。

59~61. 【试题答案】　B、C、A

【试题解析】本组题考查要点是"维吾尔药理论——药性"。①热性药：具有生热、祛寒的功能。②干性药：具有生干、燥湿的功能。③湿热性药：具有生湿生热、润燥祛寒的功能。④湿寒性药：具有生湿生寒、润燥清热功能。⑤寒性药：具有生寒、清热的功能。

62~63. 【试题答案】　C、D

【试题解析】本题考查要点是"望诊"。黄色的临床意义：主虚证、湿证。黄为脾虚、湿蕴的征象。故脾失健运，而气血不充，或水湿不化者，面即常见黄色。面色淡黄，枯槁无泽，称为萎黄，多属脾胃气虚、营血不能上荣之故。若面色黄而虚浮，称为黄胖，多是脾气虚衰、湿邪内阻所致。如面、目、身俱黄，称为黄疸，其中黄而鲜明如橘子色者，为阳黄，多属湿热。黄而晦暗如烟熏者，为阴黄，多属寒湿。

64~66. 【试题答案】　A、A、E

【试题解析】本组题考查要点是"常见中药的处方应付"。种子类药材应付清炒品，所以王不留行、莱菔子应付清炒品，而枳壳应付麸炒品。

67~69. 【试题答案】　D、E、B

【试题解析】本组题考查要点是"老年人的中药应用"。不宜与麝香保心丸同时服用的是地高辛，因为麝香保心丸中所含的蟾酥的基本化学结构，与地高辛在化学结构上有相似之处，故有与强心苷类药物地高辛相似的强心作用，联合应用势必会造成相同或相似功效的累加，出现频发性早搏等心律失常等不良反应。不宜与银杏叶片同时服用的药物是法莫替丁，由于法莫替丁为抗溃疡抗酸药，与含有多量黄酮类成分的银杏叶制剂同时服用可产生络合效应，形成螯合物，影响疗效。不宜与人参鹿茸丸同时服用的药物是阿卡波糖，由于人参鹿茸丸具有糖皮质激素样作用，可以促进糖异生，升高血糖，与降糖药阿卡波糖产生拮抗作用，导致降糖效果降低。

70~72. 【试题答案】　D、E、C

【试题解析】本组题考查要点是"中药特殊煎服法"。①对于液体中药，放置其他药中煎煮，往往会影响其成分，故应待其他药物煎煮去渣取汁后，再行兑入服用，如黄酒、竹沥水、鲜藕汁、姜汁、梨汁、蜂蜜等。②胶类中药不宜与群药同煎，以免因煎液黏稠而影响其他药物成分的煎出或结底糊化。可将此类药置于已煎好的药液中加热溶化后一起服用，也可将此类药置于容器内，加适量水，加热溶化或隔水炖化后，再兑入群药煎液中混匀分服，如阿胶、鳖甲胶、鹿角胶、龟鹿二仙胶等。③一些贵重中药饮片，为使其成分充分煎出，减少其成分被其他药渣吸附引起的损失，须先用另器单独煎煮取汁后，再将渣并入其他群药合煎，然后将前后煎煮的不同药液混匀后分服，如人参、西洋参、西红花等质地较疏松者，通常应另煎0.5~1小时，而羚羊角、水牛角等质地坚硬者，则应单独煎煮2小时以上。

73~74. 【试题答案】　A、E

【试题解析】本组题考查要点是"传统养护技术——对抗贮存法"。对抗贮存法也称异性对抗驱虫养护，是采用两种或两种以上药物同贮，相互克制起到防止虫蛀、霉变的养护方法。宜与山药同贮的是牡丹皮，宜与蛤蚧同贮的是吴茱萸。

75~77.【试题答案】 B、A、E

【试题解析】本组题考查要点是"现代养护技术"。远红外加热干燥养护法的优点是：①干燥快，成本低，脱水率高。②质优良。微波干燥养护法的优点是：①干燥迅速。②产品质量好。③加热均匀。④热效率高。⑤反应灵敏。气体灭菌养护技术的优点是灭菌效果可靠、安全、操作简便。

78~80.【试题答案】 C、D、B

【试题解析】本组题考查要点是"中西药联用的药物相互作用"。煅龙骨与呋喃妥因联用能增加药物排泄。陈皮与利福平联用能减少药物排泄。藿香正气水与二甲双胍联用能影响药物代谢。

81~84.【试题答案】 D、A、C、E

【试题解析】本组题考查要点是"中成药联用的配伍禁忌"。朱砂安神丸与天王补心丹合用，两者均含朱砂，均会增加有毒药味的服用量，加大患者产生不良反应的危险性。故在使用时应考虑药物"增量"的因素。治疗风寒湿痹证的大活络丸、尪痹冲剂、天麻丸、人参再造丸等均含有附子，而止咳化痰的川贝枇杷露、蛇胆川贝液、通宣理肺丸等分别含有川贝、半夏，根据配伍禁忌原则，若将上述两组合用，附子、乌头与川贝、半夏当属相反禁忌同用之列。含麻黄的中成药忌与降血压的中成药如复方罗布麻片、降压片、珍菊降压片、牛黄降压丸等并用；也忌与扩张冠脉的中成药如速效救心丸、山海丹、活心丹、心宝丸、益心丸、滋心阴液、补心气液等联用。因麻黄中麻黄碱的化学结构与肾上腺素相似，能直接与肾上腺素受体结合，同时还能促使肾上腺素能神经末梢释放介质，从而使血管收缩、血压升高；另一方面，又能兴奋心脏，增强心肌收缩力，使心肌耗氧量增加。若同时并用，可产生拮抗作用。含朱砂较多的中成药，如磁朱丸、更衣丸、安宫牛黄丸等与含较多还原性溴离子或碘离子的中成药如消瘿五海丸、内消瘰疬丸等长期同服，在肠内会形成有刺激性的溴化汞或碘化汞，导致药源性肠炎、赤痢样大便。

85~87.【试题答案】 E、C、B

【试题解析】本组题考查要点是"老年人合理应用中药的原则"。老年人肝肾功能多有不同程度的减退或合并多器官严重疾病。因此，用药要因人而异，一般应从"最小剂量"开始。虽然中药活性成分含量低，作用缓和而持久，但慢性病患者长期服用，往往会产生不良反应。长期使用含马兜铃酸制剂可导致慢性肾功能衰竭。长期使用黄花夹竹桃（含强心苷），会发生洋地黄样蓄积中毒。胖大海作为保健饮料长期泡服，易致大便溏泄、饮食减少、脘腹痞闷、消瘦。长期服用天王补心丹、朱砂安神丸、紫雪丹、至宝丹等，会因蓄积而出现慢性汞中毒等。故慢性病患者长期服用中药应注意调节药物品种，避免不良反应。

88~90.【试题答案】 E、B、A

【试题解析】本组题考查要点是"中医内科病证的辨证论治——消渴"。肾阴虚亏者，宜选用的中成药为杞菊地黄丸。属脾胃气虚者，宜选用的中成药为参苓白术散。阴虚燥热者宜选用的中成药是金芪降糖片。

三、综合分析选择题

91.【试题答案】 B

【试题解析】本题考查要点是"四诊"。舌红，表示主热证，故可排除 ADE 选项。患者急躁易怒，胃脘灼痛，痛势急迫，口苦口干，舌红苔黄等属于实热的范畴。因此，本题的正确答案为 B。

92.【试题答案】 A

【试题解析】本题考查要点是"四诊"。

脉象	特点描述	主病
弦脉	端直以长，如按琴弦	肝胆病、痛证、痰饮

因此，本题的正确答案为 A。

93.【试题答案】 C

【试题解析】本题考查要点是"中医外科病证的辨证论治——乳癖"。通过患者的主诉诊断出患者属于"乳癖"。因此，本题的正确答案为 C。

94.【试题答案】 E

【试题解析】本题考查要点是"中医外科病证的辨证论治——乳癖"。从患者的症状判断，属于肝郁痰凝导致的乳癖，主要症状见：多见于青壮年妇女。乳房肿块，质韧不坚，胀痛或刺痛，症状常随喜怒消长，伴有胸闷胁胀，善郁易怒，失眠多梦，心烦口苦。舌苔薄黄，脉弦滑。因此，本题的正确答案为 E。

95.【试题答案】 A

【试题解析】本题考查要点是"中医外科病证的辨证论治——乳癖"。针对肝郁痰凝导致的乳癖，应采取的治法为"疏肝解郁，化痰散结"。因此，本题的正确答案为 A。

96.【试题答案】 B

【试题解析】本题考查要点是"中医外科病证的辨证论治——乳癖"。针对肝郁痰凝导致的乳癖，可选用的方剂为"逍遥蒌贝散加减（柴胡、当归、白芍、茯苓、白术、瓜蒌、贝母、半夏、天南星、生牡蛎、山慈菇）加减"。因此，本题的正确答案为 B。

97.【试题答案】 C

【试题解析】本题考查要点是"中医内科常见病的辨证论治——不寐"。诊断为气血亏虚。症状：眩晕，动则加剧，劳累即发，面色淡白，神疲乏力，倦怠懒言，唇甲无华，心悸少寐，发色不泽，纳少腹胀。舌淡苔薄白，脉细弱。

98.【试题答案】 B

【试题解析】本题考查要点是"中医内科常见病的辨证论治——不寐"。气血亏虚治法：补益气血，调养心脾。

99.【试题答案】 C

【试题解析】本题考查要点是"中医内科常见病的辨证论治——不寐"。气血亏虚证方剂应用：归脾汤（人参、黄芪、白术、茯神、龙眼肉、酸枣仁、木香、当归、远志、生姜、大枣、甘草）加减。

100．【试题答案】　D

【试题解析】本题考查要点是"中医内科常见病的辨证论治——不寐"。气血亏虚证中成药选用：归脾丸（大蜜丸）、益中生血片、参茸阿胶。

101．【试题答案】　A

【试题解析】本题考查要点是"中医妇科常见病的辨证论治——崩漏"。通过患者的主诉诊断出患者属于"崩漏"。因此，本题的正确答案为A。

102．【试题答案】　D

【试题解析】本题考查要点是"中医妇科常见病的辨证论治——崩漏"。从患者的症状判断，属于肝肾不足导致的崩漏，主要症状见：月经非时而下，或月经先期，经期延长，经血暗红，量少而淋沥不畅，咽干颧红，心烦潮热，腰膝酸软。舌红苔少或光剥苔，脉沉细而无力。因此，本题的正确答案为D。

103．【试题答案】　C

【试题解析】本题考查要点是"中医妇科常见病的辨证论治——崩漏"。针对肝肾不足导致的崩漏，应采取的治法为"滋补肝肾，止血调经"。因此，本题的正确答案为C。

104．【试题答案】　B

【试题解析】本题考查要点是"中医妇科常见病的辨证论治——崩漏"。针对肝肾不足导致的崩漏，可选用的中成药为春血安胶囊、安坤赞育丸、妇科止血灵等。因此，本题的正确答案为B。

105．【试题答案】　C

【试题解析】本题考查的要点是"参麦注射液"。参麦注射液新生儿、婴幼儿禁用。因此，本题的正确答案是C。

106．【试题答案】　C

【试题解析】本题考查的要点是"参麦注射液"。参麦注射液含人参，不宜与含藜芦、五灵脂的药物同时使用。因此，本题的正确答案是C。

107．【试题答案】　B

【试题解析】本题考查的要点是"参麦注射液"。参麦注射液孕妇及老年人慎用。因此，本题的正确答案是B。

108．【试题答案】　D

【试题解析】本题考查的要点是"中药饮片的不良反应"。香加皮中毒，出现呼吸困难时，可用山梗菜碱、尼可刹米等。因此，本题的正确答案是D。

109．【试题答案】　B

【试题解析】本题考查的要点是"中药饮片的不良反应"。香加皮中毒解救时，禁用钙剂、拟肾上腺素药。因此，本题的正确答案是B。

110. 【试题答案】   D

【试题解析】本题考查的要点是"中药饮片的不良反应"。香加皮中毒，出现心跳过缓时，注射阿托品 0.5～1mg，必要时，重复注射。因此，本题的正确答案是 D。

四、多项选择题

111. 【试题答案】   DE

【试题解析】本题考查要点是"大肠的生理功能"。大肠居于下腹中，其上口在阑门处与小肠相接，其下端紧接肛门。大肠的主要生理功能是传化糟粕，并吸收部分水液。大肠与肺有经脉相互络属，故相为表里。大肠接受经过小肠泌别清浊后所剩下的食物残渣，再吸收其中多余的水液，形成粪便，经肛门而排出体外，故又有"大肠主津"之说。选项 A 为胃的生理功能，选项 B、C 为小肠的生理功能。因此，本题的正确答案为 DE。

112. 【试题答案】   ABCDE

【试题解析】本题考查要点是"肾功能不全者用药基本原则和注意事项"。肾功能不全者用药基本原则和注意事项有：①明确疾病诊断和治疗目标。②忌用有肾毒性的药物。③定期检查，及时调整治疗方案。④坚持少而精的用药原则。⑤注意药物的相互作用，避免产生新的肾伤害。因此，本题的正确答案为 ABCDE。

113. 【试题答案】   ABD

【试题解析】本题考查要点是"治未病与康复"。消除病邪防止邪气侵害的方法有：药物杀灭病邪；讲究卫生；避免病邪伤害；防范各种外伤。因此，本题的正确答案为 ABD。

114. 【试题答案】   ABCE

【试题解析】本题考查要点是"婴幼儿患者合理应用中药的原则"。婴幼儿患者中药的使用原则：①用药及时，用量宜轻；②宜用轻清之品；③宜佐健脾和胃之品；④宜佐凉肝定惊之品；⑤不宜滥用滋补之品。

115. 【试题答案】   AB

【试题解析】本题考查要点是"含蟾酥的中成药"。含蟾酥的中成药，其主要药物组成是蟾酥，主要毒性成分是强心苷（蟾酥毒素）。蟾酥毒素有洋地黄样作用，小剂量能使心肌收缩力增强，大剂量则使心脏停止于收缩期。E 项指的是马钱子的中毒机理。因此，本题的正确答案为 AB。

116. 【试题答案】   CD

【试题解析】本题考查要点是"中药特殊煎服法"。一些贵重中药饮片，为使其成分充分煎出，减少其成分被其他药渣吸附引起的损失，要先用另器单独煎煮取汁后，再将渣并入其他群药合煎，然后将前后煎煮的不同药液混匀后分服。如人参、西洋参、西红花等质地较疏松者，通常视片型、体积等另煎 0.5～1 小时。而羚羊角、水牛角等质地坚硬者，则应单独煎煮 2 小时以上。选项 A、B，车前子和枇杷叶不须另煎。选项 E，阿胶须烊化。因此，本题的正确答案为 CD。

117. 【试题答案】　ABCDE

【试题解析】本题考查要点是"维吾尔药基础知识——药性级别"。维吾尔医认为，药物有强弱程度的差别。维吾尔医根据药物性质的强弱不同，将它分为四级，即1、2、3、4级。1级为药性最弱，4级为药性最强。药性4级的药物大多数具有毒性。例如：无花果的药性为1级湿热，故它不但作为性质最弱的药，用于治疗较轻的疾病，而且平时可作为食品食用。巴豆的药性为4级干热，不但药性最强，而且具有毒性，不但不能食用，而且用于治病也要审慎，内服一定要去毒精制后才能用于治疗顽固性疾病。因此，本题的正确答案为ABCDE。

118. 【试题答案】　BD

【试题解析】本题考查要点是"乌头类药物"。乌头类药物和含乌头类药物的中成药：①中药材（川乌、草乌、附子、雪上一枝蒿等）；②中成药（追风丸、追风透骨丸、三七伤药片、附子理中丸、金匮肾气丸、木瓜丸、小金丸、风湿骨痛胶囊、祛风止痛片、祛风舒筋丸、正天丸、右归丸等）。

119. 【试题答案】　ACDE

【试题解析】本题考查要点是"三因制宜"。因人制宜需要考虑年龄、性别、体质、生活习惯。因此，本题的正确答案为ACDE。

120. 【试题答案】　AD

【试题解析】本题考查要点是"蟾酥及含蟾酥的中成药中毒解救方法"。中毒解救：①清除毒物，如洗胃、灌肠、导泻、较大量静脉输液。服用蛋清、牛奶保护胃黏膜，并大量饮水或浓茶。②对症治疗，如注射阿托品，服用颠茄合剂等。③甘草、绿豆煎汤饮用，或以生姜、鲜芦根捣汁内服。因此，本题的正确答案为AD。